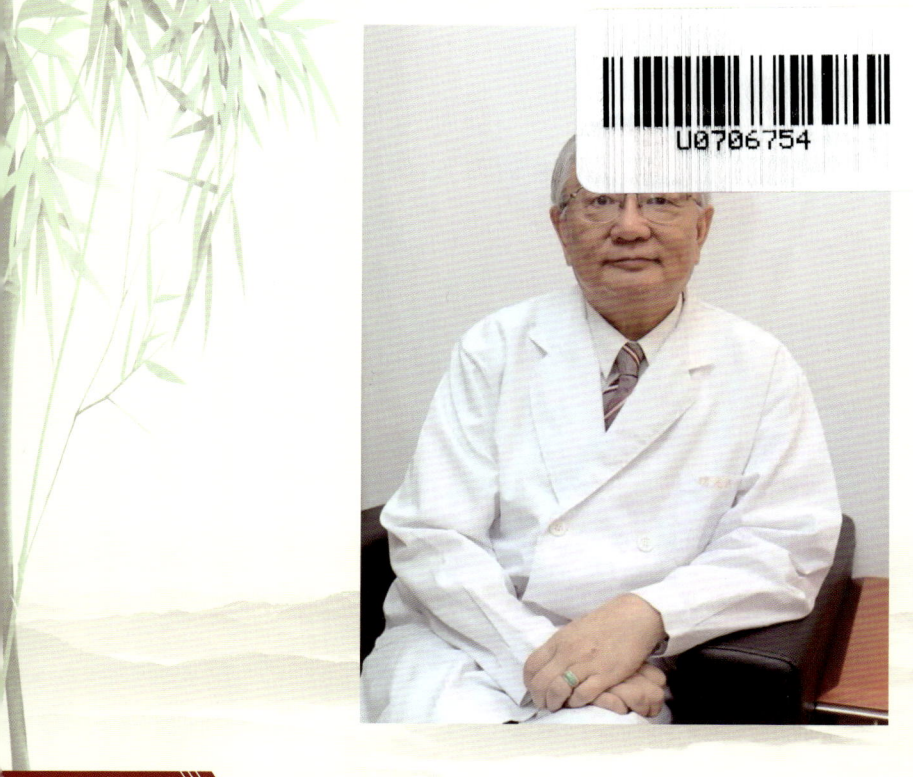

## 主审简介

  **王灵台**，男，1940年生，二级教授，主任医师，博士生导师，上海市名中医，全国名老中医经验传承班指导老师。

  1963年毕业于上海第一医学院（现复旦大学上海医学院）医疗系，1963—1984年先后在上海第一医学院附属华山医院、上海中医药大学附属曙光医院工作；1984—1993年先后任上海中医药大学科研处副处长、医院管理处处长；1993—2002年任曙光医院院长。现任世界中医药联合会肝病分会顾问，中国民族医药学会肝病分会名誉会长，中华中医药学会肝胆病专业委员会名誉主任委员，上海市中西医结合学会肝病专业委员会顾问，上海市中医药学会肝病分会和感染病分会名誉主任委员。

  长期从事中医、中西医结合防治肝病的临床科研及教学工作，擅长治疗慢性肝病，20世纪80年代起承担多项国家级重大科研项目；1991—2012年先后获得多项教育部、上海市及中国中西医结合学会、中国中医药学会等科学技术成果奖；发表论文、译文及主编、参编专著百余篇/部；培养博士后、博士、硕士数十名；1992年起，享受国务院政府特殊津贴；1999年被评为全国医院优秀院长。

  从医50余年，致力于中西医结合事业，一贯倡导并身体力行。匠心传承、执于创新。不忘"不为良相，便为良医"之初心，牢记"救死扶伤，服务于民"之使命，老而不朽，锲而不舍，为中医事业续尽绵薄之力。

## 主编简介

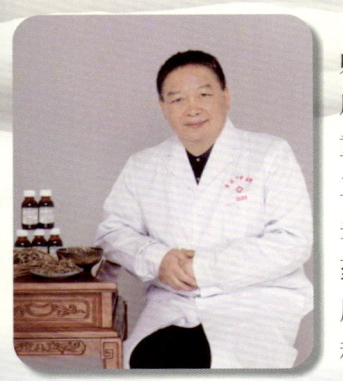

**刘华宝**,重庆市中医院肝病科主任,主任中医师,硕士生导师。全国名中医,第三批全国中医临床优秀人才,获国务院特殊津贴。重庆市名中医,重庆市英才·创新创业领军人才,重庆市首席专家工作室领衔专家,重庆市中医肝胆病学术技术带头人。中国中医促进会肝胆病分会会长,中华中医药学会肝胆病分会副主任委员。重庆市中医药学会肝胆病专业委员会主任委员。主持"十一五"国家科技支撑计划横向课题1项,主持国家重大疑难疾病中西医协作项目——肝纤维化。参加国家"十二五""十三五"重大传染病专项子课题各1项,主持制定、修订中华中医药学会标准2项,主编及参编专著20余部,发表学术论文30余篇。

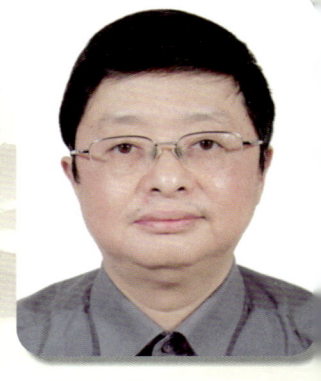

**张国梁**,主任医师,硕士生导师,江淮名医、安徽省首届名中医,徐经世国医大师传承工作室主任,安徽中医徐氏医学第四代传承人,全国第六批老中医药专家学术经验继承工作指导教师。主持或参与国家级、省部级、地厅级科研项目10余项,发表学术论文80余篇(其中SCI收录论文5篇),主编、副主编或参编专著撰写5部;获得省级科研成果8项、专利1项。

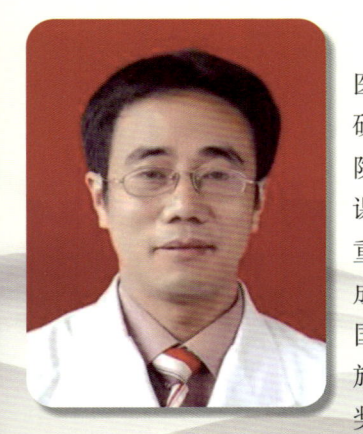

**毛德文**,二级教授,医学博士,广西名中医,广西政府优秀专家,广西高校卓越学者,博士研究生导师。现任广西中医药大学第一附属医院副院长兼肝病学学科带头人。承担国家自然科学基金课题等8项,省(部)级课题10余项等;参与国家重大科技专项、国家科技攻关项目6项;拥有科技成果8项;并先后获广西科技进步奖一等奖1项、中国中西医结合学会科学技术奖一等奖1项、中国民族医药学会科学技术奖一等奖2项、广西科技进步奖二等奖2项、广西科技进步奖三等奖2项、湖南科技进步奖三等奖1项。主编及参编专著6部,发表论文100余篇。

## 《副主编简介》

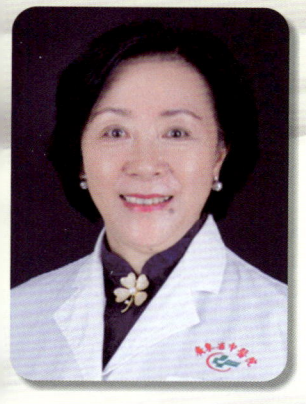

**池晓玲**，主任医师，教授，博士生导师，博士后合作导师，广东省名中医，岭南名医，中医哲学访问学者，全国第六批老中医药专家学术继承指导老师，政协第十二届广东省委员会委员，广东省三八红旗手。现任广东省中医院肝病科主任及学术学科带头人；兼任中华中医药学会肝胆病分会副主任委员，世界中医药学会联合会肝病专业委员会副会长，中国民族医药学会肝病分会副会长。主持及参与了20余项国家级、省部级科研课题，主持及参与制定国家级及学会标准近20项，获得科技成果奖5项，发明专利4项，发表学术论文140余篇，主编及参编专著24部。

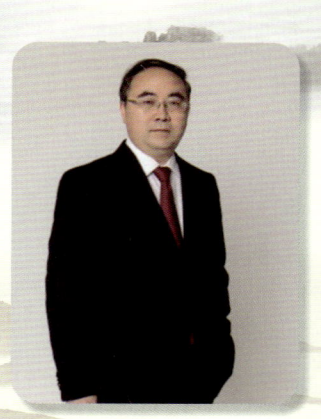

**王见义**，临床医学博士，主任医师、研究生导师。第四批全国老中医药专家学术经验继承人，上海市中医药领军人才。师从沪上名医王灵台教授、张云鹏教授。上海中医药大学附属岳阳中西医结合医院副院长；兼任中华中医药学会医院管理分会常委，中国中医药研究促进会肝胆病分会常委，上海市医院协会院办专委会副主委。主持国家及省部级课题10余项，编写专著6部，制定国家标准1项，荣获上海市科技进步二等奖，发表论文30余篇。2019年"中医药标准化和国际化体系构建与运用"获得上海市企业管理与现代化管理二等奖。

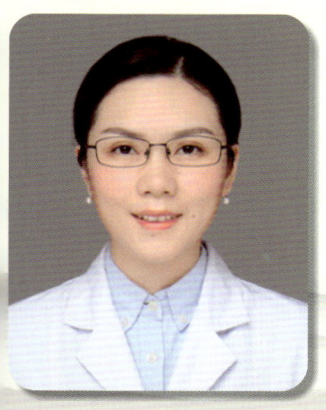

**黄祎**，女，重庆市中医院肝病科副主任，党支部书记，医学博士，主任中医师，硕士研究生导师，脂肪肝专科团队负责人。获评为重庆市优秀青年中医，国家中医药标准化高级人才、重庆市中医院第四个中国医师节"十佳医师"。现任中国中医药研究促进会中医肝胆病分会秘书长、中华中医药学会肝胆病专委会委员、重庆市中医药学会肝胆病学会副主任委员兼秘书。参加完成"十一五、十二五、十三五"国家科技支撑计划项目课题多项，承担国家及省部级课题研究多项，其中获奖3项，先后发表论文30余篇，主编论著1部，参编论著2部。

# 全国中医肝病流派研究联盟

## 简　介

　　中医学术流派的形成是中医学发展过程中的一种学术现象。从古到今，流派推动着中医学术的传承、特色技术的形成、临床疗效的提高、新理论学说的产生。中医学形成发展的历史规律表明，"一源多流，流派纷呈"是中医临床与学术传承创新的基本特征，也是打造名医和培养高素质人才的重要途径。中医肝病流派因其特有限制，罕有符合流派几代以上传承之规定，但也经过历史沉淀，传承与发展，学术争鸣与渗透，促进其理论的不断完善和临床疗效的逐步提高，最终形成了医家鼎盛、流派纷呈的局面。依据国家中医药管理局的有关精神，为更好地挖掘整理中医肝病流派学术思想及临证经验，培养流派传承队伍，推动中医肝病临床的发展，在国医大师徐经世教授、中西医肝病学家王灵台教授的倡议下，由基本能代表本省市中医肝病流派特点的十六家单位自发成立民间组织——"全国中医肝病流派研究联盟"，该联盟致力于团结全国中医肝病学术流派传承研究的优势力量，组织开展高质量的学术挖掘及协作研究，促进各流派的人才培养及发展，增进流派之间学术交流与技术合作，探索中医肝病领域具有普遍性和重大影响的临床问题。

　　目前十六家成员单位名单如下（排名不分先后）：上海中医药大学附属岳阳中西医结合医院、安徽中医药大学第一附属医院（安徽省中医院）、广东省中医院、成都中医药大学附属医院、湖北省中医院、重庆市中医院、浙江中医药大学附属第二医院、南京中医药大学、广西中医药大学第一附属医院、湖南中医药大学第一附属医院、深圳市中医院、陕西省中医医院、河南中医药大学第一附属医院、贵阳中医药大学第二附属医院、厦门市中医院、福建医科大学孟超肝胆医院。

　　全国中医肝病流派研究联盟热情欢迎各省市中医、中西医结合单位参加，为促进中医肝病事业发展共同努力！

　　联盟秘书处设在上海中医药大学附属岳阳中西医结合医院肝病科。

　　联系地址：上海市虹口区甘河路110号

　　邮箱：gdszjslizhen@163.com

全国中医肝病流派研究联盟系列图书

# 胁痛专辑

主审　王灵台

主编　刘华宝　张国梁　毛德文

上海浦江教育出版社

（原上海中医药大学出版社）

**图书在版编目(CIP)数据**

全国中医肝病流派研究联盟系列图书.胁痛专辑/刘华宝,张国梁,毛德文主编.—上海:上海浦江教育出版社有限公司,2022.11

ISBN 978-7-81121-777-3

Ⅰ.①全… Ⅱ.①刘… ②张… ③毛… Ⅲ.①肝病(中医)-中医治疗法 ②胁痛 Ⅳ.①R256.4

中国国家版本馆 CIP 数据核字(2022)第 203844 号

XIETONG ZHUANJI

胁痛专辑

上海浦江教育出版社(原上海中医药大学出版社)出版发行

社址:上海海港大道 1550 号　邮政编码:201306

电话:(021)38284910(12)(发行)　38284923(总编室)　38284910(传真)

E-mail:cbs@shmtu.edu.cn　URL:http://www.pujiangpress.com

上海商务联西印刷有限公司印装

幅面尺寸:140 mm×203 mm　印张:8.125　插页:2　字数:140 千字

2022 年 10 月第 1 版　2024 年 11 月第 1 次印刷

责任编辑:黄　健　封面设计:赵宏义

定价:38.00 元

# 《胁痛专辑》
## 编委会

**主　审**　王灵台
**主　编**　刘华宝　张国梁　毛德文
**副主编**　池晓玲　王见义　黄　祎
**编　委**（按姓氏音序排列）

蔡高术　蔡　虹　陈月桥　池晓玲　戴瑶瑶
高司成　郝建梅　何　创　侯　勇　扈晓宇
惠友谊　康良石　康旻睿　李　峰　李　麟
李　琪　李晓东　李　振　梁浩卫　林延超
刘华宝　刘丽丽　刘姝婉　毛德文　欧阳豪
秦和英　邵冬珊　施梅姐　施维群　石佼灵
宋　翌　孙克伟　谭梅傲　唐颖慧　童光东
王灵台　王雅楠　吴　端　吴剑华　萧焕明
徐建良　徐经世　薛博瑜　薛敬东　杨　震
叶苗青　张国梁　张如棉　赵　钢　赵文霞
周　灏　朱文芳　祝峻峰

**秘　书**　李　振　李　麟

# 目　　录

**临证注重五辨　循病循机施术**
　　——康良石教授论治胁痛学术经验 …………… 001

**调畅气机治胁痛**
　　——杨震教授治疗胁痛学术经验 ……………… 032

**湿热相火　肝及少阳**
　　——邵冬珊教授论治胁痛 ………………………… 060

**多方位辨证　多角度施治**
　　——赵文霞教授辨治胁痛经验撷英 …………… 084

**内服外治双管齐下治胁痛**
　　——毛德文论治胁痛 …………………………… 109

**肝脾同调　以通为贵**
　　——池晓玲教授论治胁痛 ……………………… 124

**虚实错杂难循一法　审证求机贵在灵活**
　　——张国梁教授论治慢性乙型肝炎 …………… 155

气血虚实调和肝脾　病证分治求同存异
　　——施维群辨治胁痛的临床经验 …………… 178
肝脾同调治胁痛
　　——孙克伟教授论治胁痛经验 ……………… 203
疏肝健脾清热利胆治胁痛
　　——薛敬东主任论治胁痛 …………………… 231

# 临证注重五辨　循病循机施术
## ——康良石教授论治胁痛学术经验

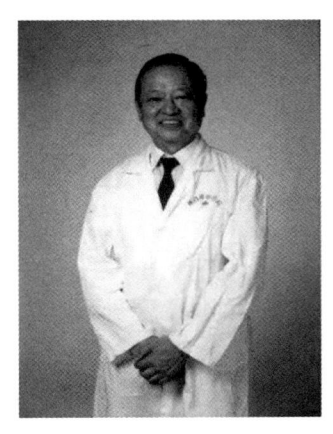

康良石(1919—2011),男,教授,祖籍福建永春,家传十世业医,幼承庭训,尽得薪传,于1943年开始悬壶济世。最初从事专事中医内科诸病,20世纪50年代后专注于中医肝胆疾病研究。新中国成立后,常应卫生部、国家保健办所邀进京会诊,多次至菲律宾、印尼、泰国、加拿大等国家为国际友人治病,以高超的医术、高尚的医德享誉海内外,被誉为"肝病克星"。为国家首批500名名老中医之一,在中医肝病治疗领域素享有"南康(良石)北关(幼波)"之美誉。

1956年,他参与筹建厦门市中医院,任副院长,主持创建厦门中医学科的医、教、研基地；1960年创办中医肝病专科病房并担任首任主任，成为福建省中医肝病学科奠基人和学科带头人；1988年受命筹办国际中医药培训交流中心；1990年任厦门市中医师进修院院长。一生为弘扬中医中药，在业务建设、学科研究和培养人才等方面作出了突出贡献。先后发表学术论文100多篇；编著、参编《肝脏七病诊断与治疗》《肝炎辨证施治》《中国传统老年医学文化精华》等专著；乙型肝炎合剂等八项科研成果获得省、市人民政府科技成果进步奖。四次荣获卫生部、省、市人民政府颁发的科研先进工作者奖状和特颁荣誉奖章，享受国务院政府特殊津贴，事迹载入名老中医列传和《中华当代名医大辞典》。

康老倾心于中医事业65年，创立和逐步完善了"康氏中医肝病疫郁理论"，现已成为医院肝病中心治疗肝病的基本中医指导理论。著名中医学者俞长荣教授曾有评价："其临证特点确达到了'继承不泥古，发展不离宗'的高度。"并认为"开创中医肝病学科，实自关幼波、康良石而起"。康老重视中西医"双重"诊断；将辨证辨病诊断与鉴别诊断结合；在病因病机认识上，有机结合了中医传统理论和现代西医理论，提出了"瘟疫分传""湿热相因""六郁相因"和"五行相因"等观点。治疗上提倡既要分清虚实、表里、缓急以制定基本治则，又要兼顾主证兼证、标本先后；遣方用药既遵循传统规则，又善于发掘使用民间验方、草药[1]。

## 一、胁痛的源流

胁痛之名，首载于《内经》。《素问·缪刺论》云："邪客于足少阳之络，令人胁痛不得息。"《素问·脏气法时论》言："肝病者，两胁下痛引少腹，令人善怒。"《灵枢·经脉》云："胆，足少阳之脉，是动则病口苦，善太息，心胁痛，不能转侧。"这些论述指出胁痛的病位主要在肝胆。《素问·举痛论》曰："寒气客于厥阴之脉，厥阴之脉者，络阴器，系于肝。寒气客于脉中，则血泣脉急，故胁肋与少腹相引痛矣。"《素问·刺热论》言："肝热病者，小便先黄……胁满痛，手足燥，不得卧。"《灵枢·邪气脏腑病形》云："若有所大怒，气上而不下，积于胁下而伤肝。"《灵枢·五邪》曰："邪在肝，则两胁中痛，恶血在内，瘀阻肝脉。"而这些论述又说明，前人已认识到胁痛的病因与寒邪、湿热之邪侵袭，情志不遂，瘀血阻滞等相关。

东汉时期，张仲景对胁痛有进一步的认识，并提出治疗胁痛的具体方药。如在《伤寒论》中即阐明胁痛与少阳病相关，并以小柴胡汤治之："本太阳病不解，转入少阳者，胁下鞕满，干呕不能食，往来寒热，尚未吐下，脉沉紧者,与小柴胡汤。"《金匮要略·腹满寒疝宿食脉证治》云:"寒疝腹中痛,及胁痛里急者,当归生姜羊肉汤主之。"说明寒邪可引起胁痛,当以温药主之。《金匮要略·五脏风寒积聚病脉证并治》记:"肝着,其人常欲蹈其胸上,先未苦时,但欲饮热,旋覆花汤主之。"表明以活血化瘀之旋覆花汤治胁痛;且张仲景亦认识到痰饮停于胁下引起胁痛,故《金匮要略·痰饮咳嗽病脉证并治》曰:"饮后水流在胁下,咳唾引痛,谓之悬饮。"

隋代巢元方在《诸病源候论》中云:"邪气乘于胸胁,故伤其经脉,邪气之与正气交击,故令胸胁相引而急痛也。"佐证了邪气令胁痛的观点。又曰:"胁痛者,由胆与肝及肾之支脉虚为寒气所乘故也。"阐释胁痛的发病脏腑除肝胆外,还与肾相关。并提出胁痛日久可变生他证:"此有手少阳之络脉为风邪所乘……风气在经,则邪气迫于心络,心气不得宣畅,故烦满乍上攻于胸或下引于胁,故烦满而又胸胁痛也,若经久邪气留恋,搏于脏则成积,搏于腑则成聚也。"

唐代孙思邈在《备急千金要方》专设"肝脏"篇,在辨证论治胁痛上有进一步发展,认为胁痛当辨肝实热和肝虚寒两方面[2]:"左手关上脉阴实者,足厥阴经也,病苦心下坚满,常两胁痛,息忿忿如怒状,名曰肝实热也""左手关上脉阴虚者,足厥阴经也,病苦胁下坚、寒热……名曰肝虚寒也。"

宋代严用和《济生方·胁痛评治》云："夫胁痛之病……多因疲极嗔怒,悲哀烦恼,谋虑惊扰,致伤肝脏,肝脏既伤,积气攻注,攻于左则左胁痛,攻于右则右胁痛,移逆两胁则两胁俱痛。"认为胁痛的病因乃情志不遂所致。

元代朱丹溪《丹溪心法》中记载,"胁痛,肝火盛,木气实,有死血、有痰流注、肝急",进一步完善了胁痛的病因病机,而肝火盛,以当归龙荟丸姜汁下;木气实,用苍术、川芎、青皮、当归;有死血者,用桃仁、红花、川芎;有痰流注,以二陈汤加南星、苍术、川芎;肝苦急,用抚芎、川芎、苍术[3]。

明代张景岳在《景岳全书》中提出当分"外感胁痛"和"内伤胁痛"。[4]"胁痛有内伤外感之辨,凡寒邪在少阳经……然必有寒热表证者,方是外感,如无表证,悉属内伤,但内伤胁痛者十居八九,外感胁痛则间有之耳"。并细化胁痛的病因病机,其曰:"内伤虚损,胁肋疼痛者,凡房劳过度,肾虚羸弱之人,多有胸胁间隐隐作痛,此肝肾精虚,不能化气,气虚不能生血而然。"而"以饮食劳倦而胁痛者,此脾胃之所传也"。阐明胁痛病因与劳欲久病及饮食所伤相关,病位涉及脾、肾。龚信的《古今医鉴·胁痛》亦提出胁痛应辨内外因,并言明治则:"若因暴怒伤触,悲哀气结,饮食过度,冷热失调,颠仆伤形,或痰积流注于血,与血相搏,皆能为痛,此内因也。若伤寒少阳,耳聋作痛,风寒所袭而为胁痛,此外因也。治当以散结顺气,化痰和血为主,平其肝而导其气,则无有不愈矣。"秦景明在《症因脉治》中云:"病起仓促爆发寒热,胁肋刺痛,沿门相似,或在一边或在两边痛之不已,所谓疠气流行之疫症。"言明胁痛与"疠气"相关,具有传染性和流行性。周之干的《周慎斋遗书》认为胁痛应左右分部而治:"左胁痛为肝气有余,宜小柴胡加四物。左属肝,属血,痛为肝气有余,有余便是火,火郁则血凝,故以柴胡泻肝气,四物和肝血。右胁痛为肺气不降,血中之气病也,宜芎归芍药汤加乌药、青皮、肉桂、陈皮调之。右属气,痛为气滞,气滞则血凝,故以乌药、青皮、陈皮调气,芎、归、芍药、肉桂和血。""饮食劳役而致两胁痛者……盖左宜破血,右宜破气。""左胁痛宜升提……右胁痛,宜降气……两胁痛,宜行气行血。"

清代各医家对胁痛的病因病机及治疗的认识更深入,各医家观点争鸣。[5]尤怡的《金匮翼·胁痛统论》谓:"污血胁痛者,凡跌仆损伤,污血必归胁下故也。""肝郁胁痛者,悲哀恼怒,郁伤肝气。"说明胁痛的病因与肝气郁结及跌仆损伤密切相关,并深化认识因虚致胁痛,不但提出肝虚胁痛,还谈到肾虚胸胁痛,"肝虚者,肝阴虚也。阴虚则脉细急,肝之脉贯膈布胁肋,阴虚血燥,则经脉失养而痛""房劳过度,肾气虚弱,羸怯之人,胸胁之间,多有隐隐微痛,此肾虚不能纳气"。沈金鳌在《杂病源流犀烛·肝病源流》也说:"气郁,由大怒气逆,或谋虑不决,皆令肝火动甚,以致胠肋胁痛。""由恶血停留于肝,居于胁下,以致胠肋疼痛,按之痛亦甚。"同样也阐明了胁痛与肝郁、瘀血相关。各医家对胁痛的治疗看法纷纭,怀远在《古今医彻·胁痛》中云:"肝藏血,性浮,喜条达而上升,有以抑之而不特木郁而火亦郁,故为痛,治宜疏肝清火理血。"陈士铎在《石室秘录》中说:"故治胁痛,必须平肝,平肝必须补肾,肾气足而后肝气有养,不必治胁痛,胁痛自平也。"吴谦亦认为胁痛应左右分治,在《医宗金鉴》中记载,"胁痛左属瘀留血……右属痰气重逐饮",故左属瘀血,宜用枳芎散;右属痰气,宜用枳橘散。李用粹《证治汇补》对胁痛的病因和治疗原则进行了较为系统的描述,曰:"因暴怒伤触,悲哀气结,饮食过度,风冷外侵,跌仆伤形……或痰积流注,或瘀血相搏,皆能为痛。至于湿热郁火,劳役房色而病者,间亦有之。""治宜伐肝泻火为要,不可骤用补气之剂,虽因气虚者,亦宜补泻兼施"。

## 二、胁痛的病因病机

胁痛是以胁肋部疼痛为主要表现的一类肝胆病证。

病位主要责之肝胆,亦与脾胃及肾有关,贯穿于各型肝病发病的全过程。

(1)邪犯少阳:风寒之邪入侵,不得宣解,邪传少阳,郁而化热,留滞经脉,气血凝滞不通而致胁痛。

(2)肝气郁结:肝为将军之官,其性刚动而主疏泄,若因情志抑郁,谋虑不遂,或暴怒伤肝,皆能使肝失条达,疏泄不利,气机不畅,气阻络痹而致胁痛。

(3)肝经实火:情志不遂或怒气大逆,肝气郁甚,谋虑不决,皆使木气大实。肝木之气有余遂化阳火,气火攻冲两胁,故而作痛。

(4)瘀血停着:肝气郁结,日久不愈,血随气滞,进而血瘀,阻塞胁络,发生胁痛;或因外伤、强力负重,胁肋受伤,瘀血停着,不通则痛,而致胁痛。

(5)肝胆湿热:酒食不节,损伤脾胃,运化失司,湿热内生,侵及肝胆;或因素体蕴湿,复感外邪,化热传里,湿热相合,熏蒸肝胆,肝失疏泄,胆失通降则发生胁痛。

(6)食滞中焦:饮食不节,醇酒厚味,食滞中焦,土壅而反侮肝木,遂致肝失疏泄,气滞不畅,血运不利,发为胁痛。

(7)痰饮留滞:饮冷过度,或中阳素虚,运化不健,痰饮湿浊内生,稽留胁间,肝络不和,气机不利而致胁痛。如《金匮要略》云:"留饮者,胁下痛引缺盆,咳嗽则辄已。"

"水在肝,胁下支满,嚏而痛。"《杂病源流犀烛》谓:"由痰饮流注于厥阴之经,以致胠胁肋痛。"

（8）肝虚血燥：肝主藏血,体阴用阳,若久病体虚或劳欲过度,精血亏损；或肝郁气滞日久,气郁化火,耗伤肝阴,而致肝之阴虚血燥,肝木失却柔济而刚伐太过,遂发胁痛。

（9）肝肾亏虚：久病体虚,气血两亏,或因劳欲过度,精血耗伤,肝失涵养,络脉失濡,发为胁痛。

## 三、临证经验

康老遵照中医的望、闻、问、切四诊传统方法收集患者病情,采用"瘟疫（神、气、色、舌、脉）五辨"与"脏腑辨证"相结合进行综合分析,提出胁痛临证需注意以下几个方面。

**1. 辨疼痛的性质**

究其因是湿热、气郁、化火还是血瘀,或病性属火属热属湿属虚。

（1）胀痛：指肝区既胀且痛,若兼胸胁痞满,均可反映气机郁结与湿热积滞。若伴纳呆,呕恶,嗳气或腹胀,多为气机郁结；若伴厌油腻,小便短赤,多为湿热积滞。

（2）灼痛：指疼痛且有灼热感,若伴有烦躁,咽干,大便干结,溲短赤或不寐少寐者,多见于气滞化火。

(3) 窜痛与刺痛:前者痛无定处,上下移动,时发时止,发作时与情志有关,若窜痛兼有嗳气、善太息者属气机郁结;后者痛如针刺,固定不移为血瘀。

(4) 区分拒按与喜按:拒按指按之更剧,甚至手不敢近,多属火属热;喜按乃指痛时喜按喜揉,按揉之后其痛可散,多属湿属虚。

(5) 鉴别隐痛与坠痛:隐痛即隐隐而痛,绵绵不休。痛时亦喜按喜揉,多见于肝肾阴虚;坠痛即痛时有沉重下坠感,往往久立痛增,平卧则痛轻,并兼气短少、便溏,多见于肝脾气虚。

**2. 辨病因**

究其是因气、因瘀或是因水。胁肋胀满不适为主,多因气滞所致,以食后较甚,有明显的胃肠道症状,肠鸣辘辘,矢气消则胀满较松。

在血脉之中者多因瘀,常见面色黧黑,唇舌紫褐,肌肤甲错,腹壁脉络显露,若一时胀急难容,大便带黑,常是暴吐便血之征兆。

**3. 辨肝脏肿大、质地**

肝脏肿大乃肝病的主要体征,中医称为胁下积块。临证要分清是属"癖"、属"积",还是属"癥"。隋以前医著从原发病与积块性质不同分称为"癥瘕""积聚""痰癖"

"痞块"。明清以来,则主张"四者一也"。

积块在右胁下者,多是肿大肝脏,扪其质地,可辨病之轻重及是否恶变。

有新的积块形成,质地较软者,属于癖,则病情相对较轻。形成时间相对较久,质地中等以上,深呼吸时可移动者,属于积,则病情相对较重。若质地变硬,且凹凸不平,牢固盘结,深呼吸时不能移动者,属于癥,则病情更重,甚至恶变。

**4. 辨黄疸色泽**

辨湿重于热或热重于湿,或瘀血久留,或邪毒内陷。胁痛患者若见黄疸,需辨其色泽的明暗深浅,也可提供辨证依据。

从临证所见,肝病黄疸,较多是湿热积滞而出现。阳盛于外,则疸色较为鲜明;湿重于热者,由于湿遏热伏,气机受阻,湿浊不化,则疸色不鲜,或不很明显;由于寒遏阳虚,阳气不宣于外,则疸色清淡,怕冷或四肢不温;由于瘀血久留,瘀浊外露,则黄疸色泽暗滞,面色灰黑或肌肤甲错。若邪毒内陷,伤阴败血,则黄疸迅速加深,病情演变急剧。

**5. 查舌、诊脉、观神、望眼、看爪**

综辨病情寒热虚实及预后。神、气、色、舌、脉五辨,亦可反应肝病相当部分病机规律。

舌质偏红,苔腻或白或黄多能反映湿热积滞。舌淡红,苔薄白或薄黄多能反映气机郁结。腻苔愈厚则湿热愈重;苔黄厚而焦则郁滞化火。若舌苔青紫、晦暗、挟瘀斑或舌下静脉充盈者有痰凝血瘀兼证。

以淡红、齿痕舌与胖嫩、淡白舌,区分气虚、血虚;从舌红少苔、光剥或裂痕与舌淡胖嫩、齿印、苔白润滑,辨析阴虚、阳虚兼证。

本病患者,多数诊得弦脉,可辨病之寒热虚实。弦兼数者属火属热;兼滑者属湿属痰;兼迟者属虚属寒;兼涩者血瘀;弦滑数者湿热,弦细数者热郁伤阴,弦大者为邪实,弦细者为虚。

## 四、诊疗特色

### 1. 气机郁结、湿热积滞两证的论治原则

康老认为,肝属于木、主疏泄、具有升发、透泄、舒畅、条达气机的功能。胁痛的发生是由于留在肝脏的瘟疫邪气所伤害,导致肝脏疏泄功能失职而发生的。它一般有两个主证:①气机不能舒畅、条达而发生的气机郁结证;②气液不能宣通酿生湿热而发生的湿热积滞证。两证的病机互相关联,气机郁结证的发生,往往能促使湿热蕴结证的形成;湿热积滞证的结果,往往能使气机更加郁结。

因此，对气机郁结证的治疗原则，以舒肝行气为主，兼顾清热利湿，促使肝脏气机舒畅，湿利热清，并且预防转变为郁滞化火证。对湿热积滞证的治疗原则，以清热利湿为主，兼顾舒肝行气，促使肝胆的气液宣通，蕴积湿热从三焦水道排出，使邪有所出路而达治愈目的。

（1）气机郁结辨证论治。辨证要点：主诉有肝区痛者，多是既胀且痛，或痛无定位，上下移动，或时痛时缓；主诉有脘腹胀满者，其胀满多在饭后较明显，消矢气则较舒松，且有善太息或大便不爽；主诉有疲乏无力者，伴有肢体酸胀，关节串痛，卧床时反而加重，运动后则减轻；观其神气悒郁，舌质淡红或边红；舌苔薄白或薄黄；胁下可扪及积块；脉弦或细弦。

常用药物及剂量：橘叶 15 g，郁金 10 g，佛手 10 g，柴胡 6 g，枳实 5 g，石斛 10 g，白芍 15 g，甘草 3 g，栀子根 30 g，白花蛇舌草 30 g。

方解：药取橘叶、郁金、佛手、柴胡、枳实，佐石斛、白芍、甘草共达舒肝行气、平肝养阴、调理肝胆经脉之效；祛除脘腹胀满，缓解胁胀串痛。合栀子根、白花蛇舌草泻三焦、利膀胱、清肝胆，兼顾清热利湿。

（2）湿热积滞辨证论治。辨证要点：主诉有胁腹胀闷，伴有纳呆、厌油腻或大便秘溏交加；胁下有积块，脉弦滑或弦数者；主诉有乏力者，伴有冗困、怠惰、好卧；有黄疸者,巩膜、皮肤疸色鲜明,伴有小便赤如浓茶;舌苔黄腻,舌质偏红者。

常用药物及剂量:栀子根 60 g,黄郁金 10 g,绵茵陈 30 g,白英 20 g,白花蛇舌草 30 g,地耳草 20 g,佛藿香 5 g,橘叶 10 g,枳实 10 g,白芍 10 g,牡丹皮 10 g,玄参 15 g,蒲公英 12 g。

方解:应用栀子根、郁金、绵茵陈、白英、白花蛇舌草、地耳草、佛藿香等为主,既可治气分之邪,又能疗血分之疾,善于泻三焦、清肝胃、利胆、利膀胱,解除积滞的湿热;合橘叶、枳实解郁通滞,佐白芍、丹皮、玄参、蒲公英凉血解毒,化瘀养阴,兼顾舒肝行气,减轻肝体之受损。

**2. 湿热化火、气郁化火的论治原则**

康老提出:气郁化火证,多来自内邪所生,乃由功能失调、肝气亢奋,促使"少火"化为"壮火";湿热化火证,多来自外邪所生,乃由湿热积滞、难以分清,蕴积不泄而化火。二证病机,往往表现为肝火横逆,耗灼营阴,营阴耗损,肝火更横。湿热化火证常是肝火横逆为主,治宜先泄三焦、肝胆火毒,兼顾养阴生津,以防痰凝形成。气郁化火证常是营阴耗损为主,治宜拯救受损的营阴,兼顾清热解毒,力求减少正气的损害。

(1)湿热化火的辨证论治

辨证要点:主诉有肝区疼痛者,其痛为灼痛或按之更甚,伴有易怒心烦、不寐少寐、口苦咽干,或咽痛或渴饮;黄疸者,黄疸加深或迁延不退,或退而不尽;小便黄赤色深,大便干结;眦赤、咽红、舌红或绛;苔厚腻或焦黄;胁下有积块;脉弦数或弦滑。

常用药物及剂量:黄连 6 g,黄芩 12 g,焦栀子 10 g,龙胆草 6 g,绵茵陈 30 g,草河车 10 g,郁金 10 g,败酱草 15 g,水牛角 30 g,玄参 15 g,赤芍药 15 g,金石斛 15 g,白茯苓 12 g。

方解:采取芩、连、焦栀及胆草清热燥湿、通泄三焦火毒;配绵茵陈、郁金、草河车、败酱草舒肝解郁、清热利湿、利胆退黄,提高泻火解毒之功;合水牛角、玄参、赤芍药、石斛、茯苓滋阴降火、凉血解毒、宁心安神,兼顾养阴生津。

(2)气郁化火辨证论治

辨证要点:主诉有肝区疼痛者其痛为灼痛或按之更甚,并伴有易怒心烦、不寐少寐、口苦咽干,或咽痛或渴饮;小便虽黄,色尚浅,大便干结;眦赤,咽红,舌红无苔或少苔或少津;胁下有积块;脉细弦数。

常用药物及剂量:白芍 15 g,牡丹皮 10 g,玄参 15 g,焦栀子 10 g,川楝子 10 g,板蓝根 12 g,葛根 10 g,黄芪 10 g,橘叶 15 g,郁金 10 g,佛手 10 g,甘草 3 g,长豇豆荚 10 g。

方解：药用白芍、牡丹皮、玄参、焦栀子、川楝子、板蓝根、甘草滋阴降火、凉血养阴，缓肝之急，拯救邪火逼灼之营阴；并入黄芪益气扶正，协同橘叶、郁金、佛手舒肝解郁，以条达肝气；资助葛根升发胃气、清热生津；长豇豆荚散结降逆、宽中理气，共解久郁之滞气。

**2. 肝脾气虚、肝肾阴虚两证的论治原则**

《内经》云："五脏相通，移皆有次。"阐述五脏之间，生理上存在互相联系，病变能互相影响。临证所见，肝脏有病也能进一步造成脏腑功能失调。有"病在于肝，不出于肝"的发展关系。

例如：肝与脾之间，主要是疏泄与运化关系，脾主运化，必须通过肝之疏泄，疏泄失职，升发异常，则影响脾之运化与升降，运化失司，不能化水谷为精微以生气血；升降失调，反过来对肝之疏泄更为不利，形成肝郁脾滞。肝郁脾滞久而正气更损，可由滞到虚而形成肝脾气虚。

又如：肝与肾之间，主要是相互滋养的关系。肝脏疏泄、条达与调节血量的功能，必须依赖肾的资助。而肾阴、肾精再生的物质来源，又需通过肝的疏泄而入藏于肾，临床上常常称之为"肝肾同源"。肝气郁结或湿热积滞化火，则下劫肾阴，肾阴亏损，反过来不能滋助肝的疏泄，临床称为"水不涵木"，致使肝火更旺形成肝肾阴虚。若阴损及阳者，可出现阴阳俱虚。

肝脾气虚、肝肾阴虚两证,往往是血气虚损与痰凝血瘀,标本夹杂,虚实相兼的。耗气者多是肝脾气虚,伤阴者多肝肾阴虚。痰凝血瘀是正气虚损的病理产物,又可作为致病因子,再加重肝脾或肝肾的气机受阻、失降失司,传化失常而正气更虚。这样相因演变、恶性循环乃至迁延不愈。故治两证,以正气虚损为主者,当扶正固本,还需兼顾消痰化瘀;以痰凝血瘀为主者,消痰化瘀,还需兼顾扶正固本。

(1) 肝脾气虚辨证论治

辨证要点:主诉有肝区痛者,辨明是坠痛,或时有刺痛;主诉有脘腹胀者,辨明既食少又腹胀或泄或完谷不化;主诉有乏力者,并有多愁善虑或视力减退。望诊:观其神思困倦,面色苍暗,眼胞色如烟熏,或眼胞浮肿;可见到蜘蛛痣或血丝缕或肝掌;舌质晦暗胖嫩、有齿印,或挟瘀斑,或舌下静脉充盈,苔薄白。扣诊:胁下积块,质偏硬。切诊:脉弦细或无力。

常用药物及剂量:柴胡 10 g,郁金 10 g,白术 30 g,茯苓 15 g,黄精 10 g,甘草 3 g,青皮 6 g,砂仁 5 g,鳖甲 12 g,黄芪 15 g,当归 6 g,鸡血藤 30 g,西洋参粉(另冲)3 g,三七粉(另冲)3 g。

方解:取柴胡、郁金条达肝气,疏通血脉、调和营卫;配大量白术及茯苓、黄精、甘草以补中和胃;合青皮、砂仁、鳖甲助行气散结,利湿化痰;结合黄芪、当归、鸡血藤、西洋参粉、三七粉,对于肝脾气虚,气滞血瘀,可具补气活血之功。

(2)肝肾阴虚辨证论治

辨证要点:主诉肝区痛者,辨明是隐痛、灼痛或刺痛有定位;主诉有五心烦热或午后低热、鼻衄、牙宣或紫斑,头晕眼花或视力模糊,少寐多梦,耳鸣健忘,腰膝酸软,性机能减退或遗精早泄。望诊:观其形态消瘦,面色晦滞,目赤多眵或两颧潮红,唇舌紫红,蜘蛛痣或血丝缕,肌肤甲错,爪甲不荣,舌偏晦红或裂痕,或舌下静脉充盈,少苔或无苔。扣诊:胁下积块性质偏硬。切诊:细弦或细数无力。

常用药物及剂量:熟地黄 12 g,甘枸杞 12 g,炙龟甲 10 g,醋鳖甲 10 g,金石斛 12 g,女贞子 10 g,牡丹皮 6 g,黄郁金 10 g,紫丹参 12 g,山茱萸 10 g,五味子 6 g,夜交藤 30 g。

方解:熟地、枸杞子滋肾阴、益肾精,配龟甲、鳖甲、石斛、女贞子滋阴潜阳、散结软坚、补养肝肾;辅以入肝之丹皮、郁金、丹参清热降火,行气解郁,活血化瘀;合山茱萸、五味子、夜交藤,不仅滋养肝肾、益精生血,且能发挥育阴扶阳,收敛扶固涩并安神的作用。

## 五、验案举隅

**案 1**

吴某,男,20 岁。

初诊:2003 年 3 月 5 日。

主诉:胁痛、发热 2 日。

刻诊:前日先恶风寒而后发热,伴咽痛、咳嗽无痰、疲乏无力、脘腹痞满、恶心、胁肋胀痛。追溯其家有肝炎患者密切接触史。望眼巩膜微黄,舌尖偏红,苔黄厚腻,脉弦滑数。血清 TBiL 80 μmol/L,ALT 200 U/L 以上,肝功能中度损害。

中医诊断:胁痛(湿热里证兼风热)。

西医诊断:急性肝炎。

治法:疫邪表里分传,按里胜于表处治。

处方:栀子根汤合银翘散化裁。金银花 10 g,连翘 10 g,生桔梗 10 g,牛蒡子 10 g,板蓝根 10 g,淡竹叶 10 g,栀子根 30 g,淡豆豉 6 g,生芦根 15 g,黄郁金 6 g,薄荷叶 3 g,生甘草 3 g,白花蛇舌草 20 g。每日 2 剂。

二诊:2 日后表热解,里证更显,黄疸加深。继按湿热里证续治。

处方:加味栀子根汤。栀子根 60 g,黄郁金 10 g,绵茵陈 30 g,白英 20 g,地耳草 20 g,生橘叶 10 g,佛藿香 5 g,绿枳实 5 g,生白芍 10 g,牡丹皮 10 g,玄参 15 g,蒲公英 12 g,白花蛇舌草 30 g。

三诊:药后 7 日小便增长,诸症日益改善。观察一个月,黄疸退尽,症状消失,肝功能恢复正常。随访一年,病情稳定。

按:本证亦具卫气失宣、肺失清肃之表证,乃疫毒伏邪里发而表里分传,且湿热蕴结、胆汁外溢,不能按照新感外邪客表的治则先解表而后方攻其里,而是治以清里为主,然邪亦传表,亦须因势利导,兼顾宣肺解表,以使表里之邪皆有出路。

**案 2**

谢某,男性,25 岁。

初诊:2006 年 5 月 6 日。

主诉:发现乙肝病毒携带 10 余年。2 年前曾发作住院,治疗后痊愈,未定期复查肝功能。2 个月来患者因工作压力大开始出现乏力,口干口苦,胁痛,游走串痛,尿黄,大便调。

刻诊:舌红,苔薄黄,脉弦。复查肝功能:ALT 245 U/L,AST 173 U/L,GGT 140 U/L;乙肝"大三阳",HBV - DNA $8.33\times10^6$ cop/mL。

中医诊断:胁痛(气郁化火证)。

西医诊断:慢性乙型病毒性肝炎。

治法：肝气郁滞、郁而化火治以解郁清火、养阴生津。

处方：金橘汤加减。郁金 10 g,橘叶 15 g,丹皮 10 g,焦栀子 10 g,佛手 10 g,白芍 15 g,葛根 10 g,菜豆壳 10 g,玄参 15 g,板蓝根 12 g,甘草 3 g。14 剂。

配合中成药：丹栀逍遥丸,2 瓶,每次 4 片,每日 3 次口服。

二诊：前方服用 2 周后,患者诉症状稍缓解,仍感胸胁串痛不适,舌红,苔薄黄,脉弦。复查肝功能示：ALT 133 U/L,AST 79 U/L,GGT 101 U/L。患者症状较前改善,肝功能恢复正常。上方续服。

三诊：诸症改善。仍续予前方治疗。

处方：郁金 10 g,橘叶 15 g,丹皮 10 g,焦栀子 10 g,佛手 10 g,地耳草 15 g,延胡索 10 g,川楝子 10 g,白芍 15 g,葛根 10 g,菜豆壳 10 g,玄参 15 g,板蓝根 12 g,甘草 3 g。

配合中成药：浓缩逍遥丸,2 盒,每次 10 粒,每日 3 次口服。

四诊：6 周后,患者症状均消失,复查肝功能示：GGT 69 U/L,余正常；HBV-DNA 稳定。

按：本例为乙肝患者,肝功能异常,症见乏力,口干口苦,胁痛,游走串痛,尿黄,大便调。此属肝气郁滞,郁而化火,肝火炽盛,内耗肝脾津血及营阴诸象。方用金橘汤加减,方中丹皮、栀子、郁金、川楝子、白芍、甘草缓肝之急,清肝泻火,平息自燔木火;配滋阴降火、凉血解毒之玄参、板蓝根,提高解郁清火的功能,增强养阴生津之功效,协同舒郁消肿的橘叶、佛手以达肝气;资助清热生津的葛根升发胃气,以及散结降逆的莱豆壳以宽中理气,共解久郁之滞气。

**案 3**

郭某,男,28 岁。

初诊:1999 年 06 月 12 日。

主诉:发热、黄疸 3 日。

患者既有沉困无力,恶心呕吐,右胁痛胀闷不适,纳呆,又有口渴喜饮、心烦不寐,小便短赤色深,大便干结。

刻诊:观其目黄,身黄、疸色鲜明,舌质红,苔黄厚腻,脉弦滑数。化验:血清 TBiL 64 μmol/L,ALT 200 U/L,A/G 比值 1∶1,TCHO 3.1 mmol/L,肝脾未扪及。

中医诊断:急黄(热毒内陷证)。

西医诊断:急性黄疸型肝炎,重型肝炎待排。

治法:清热解毒。

处方:加减黄连解毒汤合牛黄丸。川黄连 10 g,绿子芩 10 g,龙胆草 10 g,蚤休 6 g,败酱草 20 g,板蓝根 20 g,蒲公英 30 g,水牛角 30 g,栀子根 60 g,绵茵陈 30 g,黄郁金 10 g,玄参 15 g,白花蛇舌草 30 g,万氏清心牛黄丸

4粒。

制法：除万氏清心牛黄丸外，清水1 000 mL先煎水牛角，再入诸药浸泡10分钟，先用大火煎沸；后用小火煎至200 mL；第二煎用清水400 mL，先大火后小火煎至150 mL，将两次煎煮药液混合。

服法：每日1～2剂，分2～4次温服，每次送服万氏清心牛黄丸2粒，每日4粒。

二诊：治疗5日，热退，黄疸日深，症状加重，红舌转绛，苔粗黄少津，脉弦滑数，肝浊音界缩小。化验：总胆红素升至168 μmol/L，白/球蛋白倒置，ALT降至130 U/L，诊为重型肝炎，考虑热毒内陷，续凉血救阴，泻火解毒。并加用支持疗法以保阴津。治疗两周。

三诊：脉诊日益好转、未见逆证发生，中药减龙胆草、水牛角、玄参、败酱草、板蓝根；加石斛、地耳草、黄精、砂仁、长豇豆荚。治疗3个月。

四诊：症状大部分消失，黄疸显著消退，TBiL降至24 μmol/L，ALT正常，肝功能尚轻度损害，A/G比值1.3∶1，TC 4.4 mmol/L。续用石斛10 g，白芍12 g，玉米须12 g，黄精12 g，芡实10 g，莲肉10 g，茯苓10 g，山药10 g等甘平扶养肝脾之品调理。

随访一年，病情稳定，已参加日常工作。

按：本例发热黄疸3日，既有心烦不寐，又有腹胀纳呆，舌红、脉弦滑数。入院虽未确诊重型肝炎,住院 5 日,症状日益加剧,黄疸迅速加深,舌红转绛,苔黄少津,化验总胆红素猛升,ALT 急降,A/G 比值明显倒置,幸而早投泻火解毒、凉血救阴,确诊之后未见逆证发生。

### 案 4

王某,男,43 岁。

初诊:2001 年 12 月 3 日。

素常饮酒,儿子患黄疸型肝炎,自己有密切接触史。

刻诊:近觉体质量日益增加,右胁时胀闷不舒、喜按喜揉,每日更衣数次,非溏则泻。化验:ALT 65 U/L,TC 7.76 mmol/L,TG 1.69 mmol/L。观其体肥、舌胖,苔白腻,右胁心窝部可扪及积块,质地充实,脉弦。B 超提示脂肪肝形成。

中医诊断:肝癖(气虚运化失调证)。

西医诊断:脂肪肝。

治法:疏肝健脾。

处方:益气芪术汤。漂白术 10 g,生北芪 15 g,白茯苓 15 g,陈皮 5 g,鸡内金 10 g,薏苡仁 15 g,升麻 5 g,北柴胡 10 g,佛手柑 10 g,黄郁金 10 g,绿枳实 5 g,焦楂肉 10 g,佛藿香 5 g,醋鳖甲 15 g,炙甘草 3 g。

同时加服山楂精降脂片,每次 2 片,每日 3 次,饭后温水送服,治疗 2 周。

二诊：右胁胀闷明显改善，大便日行两次，仍不成形。上方加炒谷芽、麦芽各 10 g，治疗 1 个月。

三诊：右胁胀闷明显减轻，大便成形，舌苔薄腻，脉弦缓，体重未再增加。复查血脂有下降趋向，ALT 58 U/L。效不更方，汤剂改为隔日 1 剂，治疗 3 个月。

四诊：诉症状消失，舌尚胖苔薄白，脉弦缓，右胁积块化软回消。B 超示肝出波衰减程度减轻。化验肝功能无特殊，TC 5.69 mmol/L，TG 1.13 mmol/L。改为丸剂调理。

按：《金匮要略》云，"见肝之病，知肝传脾，当先实脾"。提示治肝病的同时，要注意调补脾胃，而脾胃正气充实，可防止肝病的发展。本证以和胃健脾为主，然而同是实脾调肝，本病例着重于益气扶助肝脾升降出入之气机，改善失常的传化功能，消除内停的湿浊，以化积聚过多之脂肪。

## 案 5

陈某，男，77 岁。

初诊：2005 年 2 月 7 日。

主诉：肝病史已多年。

2 个月前易怒心烦，胸胁痞闷，腰酸膝软，纳减腹胀，小便短少，时癃时频数，大便不爽，腹渐胀大，初起大而不坚，渐益膨急，并咳嗽、气短，喜半卧位。中风后遗症已 15 年，伴高血压、糖尿病。

刻诊：观其面色晦暗，唇色紫褐、舌晦暗，尖边偏红，夹有紫癍，舌苔薄黄，腹大坚满，腹壁静脉怒张，血丝缕。脉沉细弦。血压偏高，CT 提示肝硬化伴腹水。化验：肝功明显损害，A/G 比值 2.7/3.8，ALT 151 U/L，胆固醇偏低，肾功能轻度损害，血糖偏高。

中医诊断：胁痛，臌胀。

西医诊断：肝炎后肝硬化失代偿。

治法：补肝益肾，化瘀祛浊。

处方：臌胀方合田琥散。半边莲 30 g，玉米须 30 g，地胆草 30 g，茯苓皮 30 g，栀子根 30 g，猫须草 15 g，上已菜 15 g，灵芝草 15 g，黄郁金 10 g，佛手柑 10 g，化橘皮 10 g，大腹皮 10 g，田七粉 2 g，琥珀粉 2 g，葶苈子 15 g，大枣 10 枚。

制法：除三七、琥珀粉外，用清水 1 000 mL 浸泡 30 分钟，先用大火煎沸，后用小火煎至 200 mL；第二煎用清水 500 mL，先大火后小火煎至 100 mL，将两次煎煮药液混合。

服法：每日 1 剂，分 2 次调三七、琥珀粉温服，鸡鸣时服 1 次，午后服 1 次。

二诊：臌胀明显好转，腹壁静脉较隐约，唇色略为转清，舌红苔薄，纳食增加，腹胀改善，小便增多。去葶苈子、大枣后原方续用 1 周。

三诊：肝功能复查好转，A/G 为 3.5/3.5。续守上法，方药去茯苓皮，加西洋参 3 g，茯苓 15 g，鸡内金、白术各 10 g。观察 1 个月。

四诊：臌胀已消，CT 提示腹水阴性，食睡恢复，二便正常，时小便涩数，神色尚清，舌淡红，苔薄腻，夹瘀斑，但左胁积块未消。复查肝、肾功能基本正常，A/G 为 3.8/3.2。拟用扶正固本方药继续巩固治疗。

随访 4 年，症无特殊，气色尚好，舌脉如常，血压稳定，血糖基本正常，肝功能复查无异常。

按：本例年事较高，标为瘀浊并阻，本乃肝病经久气机久滞，气滞不仅导致血瘀，而且化火伤阴耗津，造成肝肾阴虚，津血受损。先期治实，但不攻逐，方药在多数活血化瘀、行气利水药物中，仅佐一味益气养阴、滋养强壮的灵芝草，是急则治标为主，当臌胀日见消退，则陆续增加滋养肝肾、益气生津、健脾和胃诸品，是缓则治本为主，行气、活血、疏通三焦水道等为辅；病情获得稳定扶正固本、滋养肝肾为主调理。本病之所以难者，为虚滞相兼，本虚短期难以恢复，标实一时不易祛除，斟酌病情标本兼顾，方可收功。

## 案 6

孙某，男，27 岁。

初诊：2002 年 10 月 11 日。

主诉：发黄半个月。

素体健壮,黄前发热,热退而黄日显,近一周来胁腹灼热痞满,恶心,皮肤奇痒,四肢皮肤见出血点,小便短赤如浓茶,大便溏而不爽;化验:TBiL 由 180 上升至 320 μmol/L,ALT 从 200 降至 90 U/L,总胆固醇、碱性磷酸酶、γ 转肽酶等指数升高,肝功能损害尚轻;B 超提示肝脏肿大,少量腹水。

刻诊:观其疸色深而晦滞不鲜,形态消瘦(体重明显下降),舌紫红,夹瘀斑,苔糙黄而干,右胁下积块,具触痛。脉弦数。

中医诊断:黄疸,胁痛。

西医诊断:急性淤胆型肝炎。

治法:清热解毒,祛瘀引滞

处方:加味二丹汤。牡丹皮 10 g,紫丹参 12 g,黄郁金 10 g,威灵仙 10 g,水牛角 30 g,赤芍药 15 g,乌玄参 15 g,半边莲 15 g,白花蛇舌草 30 g,栀子根 30 g,绵茵陈 20 g,三七粉 2 g,琥珀粉 2 g,猫须草 20 g,玉米须 30 g。

守上方共治疗 2 周。

二诊:皮肤搔痒,胁腹灼热,痞满及恶心等症明显改善,小便增多尚黄赤;黄疸见退,面尚晦滞,舌紫红夹瘀癍,右胁积块化软,触痛减轻,脉尚弦稍快;复查黄疸无明显上升,原方去水牛角、半边莲。

三诊:偶胁痛,皮肤瘙痒不明显,胃纳渐增,复查

TBiL 回降至 144 μmol/L,ALT 44 U/L;B 超：肝尚肿大,腹水(一),去猫须草、玉米须,加姜半夏 6 g、橘红 6 g、川贝母 10 g、瓦楞子 15 g。

四诊：观察至 12 周,症状消失,舌转淡红,尚夹瘀斑；右胁积块化软回消,脉弦缓；复查 TBiL 回降至 21 μmol/L,ALT、AKP、γ-GT、TC 均恢复正常。

按：从患者治疗经过而观,对急性瘀胆、热毒淤滞的施治,既要行气散结,祛瘀通络；又要清热解毒,凉血消斑,养阴生津,方能达到既解凝结之毒瘀,且预防热毒之内陷。

## 案 7

颜某,男性,49 岁。

初诊：2001 年 5 月 9 日。

主诉：近日无明显诱因出现消瘦,体质量减轻 5 kg,乏力、口干、尿黄,胸胁闷痛不适,遂就诊当地医院,当地医院查肝功能示：ALT 232 U/L,AST 147 U/L,GGT 211 U/L,余正常；AFP 766 ng/mL；CT 示肝右叶原发性肿瘤,胆囊结石,脾稍大。

刻诊：查其面色晦暗,舌体晦暗,舌苔厚腻,脉弦重按无力。

中医诊断：胁痛。

西医诊断：原发性肝癌。

治法：扶正固本,化解瘀毒。

处方：消癥疏肝汤加减。九节茶 30 g，龙葵草 30 g，半边莲 30 g，白花蛇舌草 30 g，半枝莲 20 g，菝葜根 30 g，薏苡仁 30 g，郁金 10 g，莪术 10 g，黄芪 10 g，女贞子 10 g，石斛 10 g，丹皮 10 g，佛手 10 g，三七粉 3 g。

配合中成药：①0.2 g 包装天然牛黄 1/3 支，一日两次；②吉林长春肝宁片 3 片，一日三次；③冬凌草片 4 片，一日三次。

二诊：前方服用 8 周后，患者症状稍好转，但胸胁不适仍旧，复查 AFP 下降至 645 ng/ml；肝功能示：ALT 156 U/L，AST 78 U/L，GGT 142 U/L，余正常。

处方：九节茶 30 g，龙葵草 30 g，半边莲 30 g，白花蛇舌草 30 g，半枝莲 20 g，菝葜根 30 g，薏苡仁 30 g，郁金 10 g，莪术 10 g，黄芪 10 g，川楝子 10 g，延胡索 10 g，女贞子 10 g，石斛 10 g，丹皮 10 g，佛手 10 g，三七粉 3 g。

中成药同上。

三诊：续服前方 4 周后，复查 AFP 测定无特殊变化，肝功能基本正常。

按：本例患者临床特点为肝癌伴消瘦，是癥积恶候与正气虚损之象皆明显存在的癌症晚期患者，应当用中药扶正固本与化解淤毒之剂控制。方选用消癥疏肝汤加减，方中用龟甲、鳖甲、薏苡仁、女贞子健脾补肾，滋阴降火，增强机体抗肿瘤，抑制肿瘤和软坚散结，合能使肿瘤缩小，症状减轻，延长缓解期的九节茶、白花蛇舌草、半边莲、半枝莲、两面针、徐长卿共奏扶正祛邪的功效。胸胁闷痛不适为气滞血瘀之征,加用川楝子、延胡索行气活血,以缓解肝气不适,气滞血停之证。

## 参考文献

[1] 康俊杰,吴剑华,陈进春.康良石肝病指归[M].北京:中国中医药出版社,2015:16-18.
[2] 郭振.胁痛病因证治源流[J].辽宁中医药大学学报,2011,13(3):176-177.
[3] 魏民,储戟农,于峥,等.中医治疗胁痛集萃[J].中国中医基础医学杂志,2008(10):759-760.
[4] 姜德友,苏超.胁痛源流考[J].南京中医药大学学报(社会科学版),2014,15(4):237-239.
[5] 张艳敏.基于明清医案的胁痛用药规律研究及加味逍遥散干预的临床观察[D].济南:山东中医药大学,2018.

(蔡　虹　吴剑华　康旻睿　张如棉　林延超)

# 调畅气机治胁痛
## ——杨震教授治疗胁痛学术经验

杨震(1940—),男,西安灞桥人。主任医师,教授,博士生导师,享受国务院政府特殊津贴专家,全国老中医药学术经验继承工作指导老师,国医大师,首届全国名中医,陕西省名老中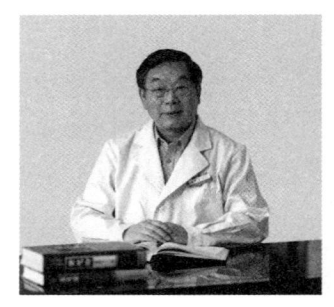
医。兼任中国中医药学会理事、中华中医药学会肝胆病分会委员会顾问、国家食品药品监督管理局药审中心新药评审委员、中华中医药学会亚健康专业委员会常务理事等,及《中国全科医学》《世界中医药》《陕西中医》杂志编委。

1959年考取西安市中医讲师团徒弟班,学制5年。1964年前往西安市北大街中医门诊部工作。1973年正式调至新城区医院工作。1981年调至新城区中医医院,历任副院长、院长。1988年调至西安市中医医院,任党委副书记、院长。先后拜师陕西省八大名医之一、丹溪学派传承人王新午及清代御医黄元御第五代传人麻瑞亭两位老先生。在两位师傅的学术思想启迪下,首倡"相火气机学说"。系统总结肝病病机,创新性提出"六型相火"和"治肝五论",补充相火学说治疗分型的不足,丰富完善中医肝脏理论;首创"肝经血热"乙肝病机理论,把乙肝从气分治疗直接引入血分治疗,显著提高疗效;研集历代经验,归纳"治肝十法",研制经验方40余首;擅用"黄元御气机升降学说"治疗疑难杂症,积累了丰富的临证经验。

从事医、教、研工作60余年,在肝胆病方面颇有心得。先后荣获省部级、市级科技成果奖9项,专利3项,研发新药3项、院内制剂9项。参编著作《黄元御医学全书》《麻瑞亭治验集》,出版《杨震相火气机学说研习实践录》丛书4部。培养学术继承人26人,其中博、硕士研究生14人、博士后4人。建立省内外黄元御长安学术流派传承工作站8个,传承团队70余人。

## 一、胁痛的源流考及对胁痛病因病机的认识

胁痛的病名首见于《内经》,并明确指出胁痛的发生主要在于肝胆病变。如《灵枢·五邪》曰说:"邪在肝,则

两胁中痛。"《素问·脏气法时论》指出："肝病者,两胁下痛引少腹。"《素问·缪刺论》亦云："邪客于足少阳之络,令人胁痛不得息。"《灵枢·经脉》曰："胆足少阳之脉……是动则病口苦,善太息,心胁痛不能转侧。"

另外,《金匮要略·五脏风寒积聚病脉证并治》的"两胁痛"、《诸病源候论·心腹痛诸病·胸胁痛候》中的"胸胁痛"、《杂病源流犀烛》的"胠胁肋痛",皆属胁痛的范畴。

胁痛之病,主要责之于肝胆,因肝居胁下,胆附于肝,如《杂病源流犀烛》所述："胠胁肋痛,肝经病也。盖肝与胆二经之脉,布胁肋……"《景岳全书·胁痛》亦云："胁痛之病,本属肝胆二经,以二经之脉皆循胁肋故也。"究其病因,不外寒、热、湿、郁、瘀、虚及情志改变、饮食所伤,从而导致气滞、血瘀、肝脾肾亏损。

《素问·举痛论》云："寒气客于厥阴之脉,厥阴之脉者,络阴器系于肝,寒气客于脉中,则血泣脉急,故胁肋与少腹相引痛矣。"《素问·刺热》也说："肝热病者,小便先黄,……胁满痛,手足躁,不得安卧。"《千金方》有"左手关上脉阴实者,足厥阴经也。病苦心下坚满,常两胁痛,息忿忿如怒状,名曰肝实热也"之论。《杂病源流犀烛》载："胠胁肋痛,肝经病也……肝火盛,木气实,故流于胠胁肋间而作痛。"《金匮翼·肝火胁痛》载："肝火盛而胁痛者,肝气实也。其人气收善怒。经云:肝病者,两胁下痛引少腹,善怒。"朱丹溪《丹溪心法》曰:"胁痛,肝火盛,木气实,有死血,有痰流注,肝急。"脾胃受伤,运化无权或为湿盛之体,感受外邪,阻塞气机,血运不利,亦可致胁痛。如《证治汇补》云:"足厥阴肝经之络,令人胁痛。然亦有少阳胆经病者,亦有肝乘脾经者……两胁搐急,腰腿疼痛,不能转侧者,湿热郁也。"而关于瘀,《灵枢·五邪》载:"邪在肝,则两胁中痛,寒中,恶血在内……"所谓初病在气,久病入络,着而不行,瘀阻血脉,而致胁痛,故而叶天士《临证指南医案·胁痛》有"大凡经主气,络主血,久病血瘀"之谓。《类证治裁·胁痛》对因外伤而致瘀血胁痛作了阐述:"血瘀者,跌仆闪挫,恶血停留,按之痛甚。"《金匮翼·污血胁痛》亦载:"污血胁痛者,凡跌扑损伤,污血必归胁下故也。"《景岳全书·胁痛》指出:"内伤虚损,胁肋疼痛者。凡房劳过度,肾虚羸弱之人,多有胸胁间隐隐作痛,此肝肾精虚,不能化气,气虚不能生血而然。"《金匮翼·肝虚胁痛》谓:"肝虚者,肝阴虚也。阴虚则脉绌急,肝之脉贯膈布胁肋,阴虚血燥,则经脉失养而痛。""房劳过度,肾气虚弱,羸怯之人,胸胁之间,多有隐隐微痛,此肾虚不能纳气,气虚不能生血之故,气与血犹水也。盛则流畅,少则壅滞,故气血不虚则不滞,既虚则鲜有不滞者,所以作痛。"林珮琴《类证治裁》亦分胁痛为肝郁、肝瘀、痰饮、食积、肝虚诸类。

胁痛与七情内伤密切相关。《证治汇补·胁痛》曰："因暴怒伤触,悲哀气结。"《医学正传》载:"怒则气逆……或留于本经而为胁痛。"然以内因致病为多见,情志拂郁,气机不畅,肝郁气滞为患。如《辨证录》所云:"人有两胁作痛,终年累月而不愈者,或时而少愈,时而作痛,病来之时,身发寒热,不思饮食,人以为此肝经之病也。然肝经之所以成病,尚未知其故,大约得之气恼者为多。因一时拂抑,欲怒而不敢,一种不平之气,未得畅泄,肝气郁而胆气亦郁,不能取决于心中,而心中作热,外反变寒,寒热交蒸,则肝经之血停住于两胁而作痛矣。倘境遇顺适,则肝气少舒,其痛不甚;及夫听恶声,值逆境,又触动其从前之怒气,则前病顿兴,而痛更重矣。"

在对胁痛病因病机的认识上,李梴《医学入门》认为:"胁痛本是肝家病,宜分左右审实虚""实者,肝气实也……虚者,肝血虚也""左为怒火与死血""右食痰饮七情居。"张景岳指出:"胁痛有内伤外感之辨,凡寒邪在少阳经,乃病为胁痛耳聋而呕,然必有寒热表证者,方是外感,如无表证,悉属内伤。但内伤胁痛者十居八九,外感胁痛则间有之耳。"并指出辨在气在血,"但察其有形无形可知矣。盖血积有形而不移,或坚硬而拒按;气痛流行而无迹,或倏聚而倏散"。

总之,胁痛是以一侧或两侧胁肋疼痛为主要表现的病证,也是肝病临床上比较多见的一种自觉症状,胁乃肝之分野,足厥阴肝经和足少阳胆经经脉布于胁肋,杨震教授指出,从胁痛的表现来看,可以反映不少肝胆病变。临床审证首辨虚实,注重气机理论,从气血阴阳失调来辨治。胁痛多见于现代医学中急慢性肝炎、肝硬化、肝癌、肝寄生虫病、急慢性胆囊炎、胆石症、慢性胰腺炎、胁肋外伤以及肋间神经痛等多种疾病。

## 二、理论核心

### 1. 对气机的认识

气,中医认为是构成人体的最基本物质,人的形体构成是以气为基本的物质聚合。气是人体的能量,即人体能量活动的基本物质是气。《灵枢·决气》曰:"余闻人有精、气、津、液、血、脉,余意以为一气耳。"机,乃机要、机制、枢机、机关等,本意为机动。气机就是气的运动机制,即气在积累、运动的过程中产生各种变化的机理。人体的气,是不断运动着的具有很强活力的精微物质,它流行于全身各脏腑、经络、组织器官等,无处不在,时时刻刻推动和激发着人体的各种生理功能。气的形态为有名无形,其不"动"不可见,"动"而可见,"动"为异常。

气机理论起源于《内经》提出的升降出入学说,"气机"术语初见于宋代,流行于清代和民国时期。而真正把气机运动全面和人联系的应为清代黄元御,提倡气机理论,研习至精,诸凡生理、病理、药理之阐释以及处方遣药之意旨,无不以气化为本。《四圣心源·卷一·天人解》曰:"阴阳未判,一气混茫。气含阴阳,则有清浊,清则浮升,浊则沉降,自然之性也……人与天地相参也。阴阳肇基,爰有祖气……祖气之内,含抱阴阳,阴阳之间,是谓中气。中者,土也。土分戊己,中气左旋,则为己土;中气右转,则为戊土。戊土为胃,己土为脾。己土上行,阴升而化阳,阳升于左,则为肝,升于上,则为心;戊土下行,阳降而化阴,阴降于右,则为肺,降于下,则为肾。肝属木而心属火,肺属金而肾属水。是人之五行也。"

气机的升降出入运动,是人体生命活动的根本保证。运动一旦止息,就是生命活动的终止。《素问·六微旨大论》曰:"气之升降,天地之更用也……故高下相召,升降相因,而变作矣……出入废则神机化灭,升降息则气立孤危。故非出入,则无以生长壮老已;非升降,则无以生长化收藏。"气机的升降出入运动不仅推动和激发了人体的各种生理功能,而且只有在脏腑、经络、组织器官的生理活动中才能得到真正的体现。

**2. 肝主气机理论**

肝的生理功能主要为肝主疏泄、主藏血,体阴而用阳。疏即疏通、疏导、疏散之意；泄即发泄、排泄、宣泄、升发之意。肝能维持全身气机疏通畅达，具有舒畅、开展、调达、宣散、疏通以保持全身气机通畅的综合生理功能。

肝主疏泄的机制主要是条畅气机，对全身各脏腑组织的气机升降出入间的平衡协调起着重要的调节作用。杨震教授认为，肝主疏泄在人体生理活动中的主要作用包括：疏理情志、疏调脾胃、泌排胆汁、疏通血脉、疏调水液、疏调生殖、疏畅气机、疏达腠理、疏导相火、疏导卫气、疏通筋脉、疏泄官窍等多方面。

肝的功能特点有三。

（1）肝主升发：肝属木，应于东方及春季，有升发生长、生机不息之性，有促进各脏生长化育之功。"升发"是指肝的气机运动方向，是向人体的上方和外方运动的，是肝气通过向上向外的方向，参与人体的气机活动。肝气凭借"主升"的运动方式，达到疏通宣泄以调节一身气机活动，说明肝气主升发是"肝疏泄气机功能的实质机理"（见张登本《〈黄帝内经〉二十论》）。

在临床上可见肝的升发太过和升发不及两方面病理。升发太过，可见肝火上炎、肝阳上亢、肝风内动、肝血失藏、肝风薄厥等；升发不及，常导致肝气郁结、肝郁脾虚、阳郁不达、肝气下陷等。此外，肝主升发还有如下作用和特点：

①升发元气。《医学衷中参西录·医方》曰:"不知人之元气,根基于肾,而萌芽于肝。"肾为水火之脏,潜寓元阴元阳,而肝体阴用阳,同气相求,能升发肾中元气达五脏六腑,所以肝气升发是元气到达全身的运载工具。

②生(升)发胃气(水谷精气)。《素问·经脉别论》曰:"食气入胃,散精于肝。"脾本司运化,但脾为阴中之至阴,非阳不动,而肝为阴中之阳,可升发营气以濡养脏腑,故脾气散精的功能,是肝主升发之气推动而形成的。

③升发营卫之气。营卫者,实为气血也。在气血运行中,心主血,肺主气,脾为气血运行上下的枢纽,但脾为土,自身不能单独升发,须赖肝木之升发而升发也,即肝气升发而带动脾气升清。

④协调肺气升清降浊。肝升阳气,入清气,肺降阴气,出浊气。肝升肺降与脾升胃降相互为用共同完成升降出入的气机运行。肝气升发还有利于六腑浊气的下降,六腑传化物而不藏,器实而不满,以通为用,以降为顺。若肝气能够升发清阳,则六腑之浊气通畅下降,以尽传化之功。

(2)肝主调畅气机:无形的气和有形的血是共同构成人体健康的两大基石。气血相关,血为气母,气为血帅,气的升降出入运动对于维持血液的运行,具有重要价值。全身的脉络、三焦、脏腑、经络、玄府的网络功能,保证了气血的正常运行,而其肝所主的升发、藏血、疏泄是保证各脏器生长化育和气机的升降出入的重要保证。在肝所藏血液和相火的滋养下,全身气机之升降出入有序、升降相因、动静相召、相互感应、交会化生,能使全身气血交融,气机调畅,以达到《丹溪心法》所说的"气血冲和,万病不生"的正常生理状态。

（3）肝主少阳升发之气：胆与三焦同为少阳,经气流通,枢运阳气,其启枢之机在胆,支持枢机在肝,即肝谋启机,胆助启断,以便沟通枢机与其他脏腑器官的联系,维持枢运气机的道路三焦通畅。在枢运阳气的功能上,肝又可为胆和三焦提供阳气的能源,即相火。这样肝谋枢运,布施相火,推动气化,胆启枢机,三焦主持枢道中诸气的运行,三者在肝为将军的带领下共同完成阳气的枢运和气、火、血、水等物质的周转。这说明胆和三焦为少阳,少阳为枢,是为表里、阴阳、气血之枢纽,可以枢转气机,而肝是启动少阳枢纽的枢轴,也就是肝主少阳升发之气,是少阳为枢的动力源。

综上所述,肝主持了气机的枢运,故云肝主气机。肝的疏泄功能,对全身各脏腑组织的气机升降出入间的平衡协调,起着重要的调节作用。人体脏腑经络、气血津液、营卫阴阳,无不赖气机升降出入维持其正常生理功能。故周学海《读医随笔·卷四》曰:"肝为将军之官,而胆附之，凡十一脏取决于胆也。"气机条畅是人体脏腑功能活动的基本形式，肝的疏泄失常是导致气机升降出入紊乱而致病的重要原因。正如《四圣心源·六气解·厥阴风木》曰："木以发达为性……风动而生疏泄……及其传化乘除，千变不穷。故风木者，五脏之贼，百病之长。凡病之起，无不因于木气之郁。以肝木主生，而人之生气不足者，十常八九，木气抑郁而不生，是以病也。"

肝主疏泄功能正常与否影响到五脏六腑的机能、精神情志的调畅、生殖功能的发育发生等。若肝失疏泄，不仅会影响肝的藏血、藏魂、消化等功能，而且会累及全身各脏腑经络，导致气机紊乱、百病丛生。周学海《读医随笔·平肝者舒肝也非伐肝也》曰："凡病之气结、血凝、痰饮、跗肿、鼓胀、痉厥、癫狂、积聚、痞满、眩晕、呕吐、哕呃、咳嗽、哮喘、血痹、虚损，皆肝气之不能舒畅所致也。或肝虚而力不能舒，或肝郁而力不得舒，日久遂气停血滞。"

胁痛是肝胆疾病中常见之证，临床见于包括肝胆病或与肝胆有关的许多疾病都是依据胁痛来辨治的。因病种繁多，证型复杂，而目前传统中医内科学中的证型分类较为简单。因此，杨震教授根据肝脏体阴用阳的生理特点，结合肝主气机理论，临床多从气血阴阳的失调和紊乱辨治，可表现为肝气失敷和、肝血失奉守、肝阴失承平、肝阳失固密四个类型。其辨证可以气、血、阴、阳为纲领分类施治。

## 三、临证经验和治法用药

杨教授认为,胁痛发病中的气机不畅,主要责之肝,具体可以归纳为肝之四"失"。

**1. 肝气失敷和**

《素问·五常政大论》曰:"木曰敷和。"原义是说风木属性,温和柔软,舒发宣展,对自然界事物具有启陈致新、促进生化的作用。肝胆同属于木,皆通少阳升发之气,肝胆之气敷布于脏腑机体,其他各脏腑之气,因此而出入升降不息。若肝胆气机失于敷和,则枢机不利,人体升降出入之机阻滞,气血无以化生,五脏六腑受气被阻其生机难以维持。肝气失敷和按其常见肝病中的类型,最少可分为三型。

(1) 气滞证

病机特点:肝失条达,气机阻滞。

辨证要点:胁肋胀痛,走窜不定,疼痛常与情志不畅有关,多伴有胸闷、纳呆、嗳气、腹胀。舌质淡红,苔白薄,脉弦关大或滞。

治则治法:疏肝理气,解郁止痛。

常用方药：①肝胃失和型。经验方疏肝和胃汤，即四逆散＋和胃汤（香橼、香附、佛手、连翘、枳壳、木蝴蝶）；②肝脾失调型。经验方疏肝健脾汤。四逆散＋四君子汤＋金砂散（茯苓、鸡内金、白蔻仁、炒薏苡仁、砂仁）；③肝气郁滞型。经验方疏肝理气汤，即四逆散＋越鞠丸＋丹香青金饮（青皮、郁金、丹参、香橼），其中丹香青金饮是杨震教授向妇科名中医徐玉琳老师学来的经验方。

（2）气郁证

病机特点：肝失疏泄，气机郁结。

辨证要点：胸胁胀闷，偶有胁肋隐痛，多以胀为主，多有情绪不安，烦躁失眠，咽干，便秘。舌边尖红，舌苔白薄，脉弦稍数。

治则治法：疏肝解郁，理气散结。

常用方药：经验方解郁合欢汤（合欢皮、麦冬、天冬、白芍、大青叶、丹皮、郁金、佛手、香橼、白茅根、茜草）。

丹溪曰："气血冲和，万病不生，一有怫郁，诸病生焉。"七情过度所伤，肝气郁结，气机郁阻，疏化失常，也可导致郁热伤阴，或兼致湿、食、痰、热、火、血郁等。本方适用于肝郁日久，化热伤津，根据"木郁达之，火郁发之"的原则，以舒肝郁、平肝火、养肝阴组成此方。若肝郁较重时可加柴胡、黄芩；若郁热伤阴时加生地、枸杞子；若有肝脾肿大者加桃仁。

（3）气虚证

病机特点：肝气虚弱，升发不足。

辨证要点：疲乏无力，胁下不适或隐痛，情绪抑郁，寐差易惊，纳差，大便不畅，腰痛，畏寒，女子月经不调，男子性功能减退。舌质淡，苔白薄，脉沉细或弦弱。

治则治法：补肝益气，助肝升发。

常用方药：经验方补肝颐气汤（柴胡、升麻、当归、黄芪、白芍、山萸肉、茯苓、陈皮、远志、夜交藤、合欢皮、大枣）。

气虚病变在临床上虽很多见，但在对肝病的诊治中，因气致郁、因火致郁，临床用疏肝法、清肝法较多。但对"因虚致郁"多不在意，最多以补中益气汤类治之。杨震教授认为补中益气汤主治的中气不足的气虚，其病位在脾，是脾气虚，故以温化水谷为主；补肝颐气汤所治的气虚，其病位在肝，是肝气不足，故其治应以升发肝气为主。肝气虚的病机实则是肝的升发之气不足，首先导致自身因虚致郁，进而横向看是肝无力疏脾（木不疏土），纵向是向上提供阳气不足，木不生火而心气不充，心悸、失寐易发；向下也可引起子盗母气而致月事不调，性功能减退。

## 2. 肝血失奉守

肝藏血又主疏泄，形成了肝体阴而用阳的特点，即肝以血为体而以气为用。肝血充足，则肝体柔和而肝气调达畅茂；肝血不足，则肝体失养，疏泄失常而导致血浊、血瘀、血虚等证。

(1) 血浊证

病机特点：肝脾失调，瘀浊中阻。

辨证要点：形体肥胖，胸胁胀满，脘痞腹胀，小便不清，大便黏滞。舌质略红，舌苔白腻微黄，脉濡数或弦大。

治则治法：清肝化湿，祛瘀通络。

常用方药：①化肝煎合经验方桑明汤（桑叶、菊花、决明子、生山楂、夏枯草、怀牛膝），用于高脂血症、轻度脂肪肝；②柴胡清肝散合金砂散，用于脂肪肝性肝炎；③四逆散合经验方玉参汤（玉竹、苦参、决明子、天花粉、郁李仁、黄连、乌梅），用于高糖血症；④四逆散合经验方清风苓汤（青风藤、海风藤、土茯苓、萆薢、怀牛膝、王不留行、山慈菇），用于高尿酸血症。

本证由于肝血黏稠或饮食不当，膏粱厚味过度，导致脾胃运化功能减退，加之"木不疏土"，使水谷精微不能充分运化，淤浊滞留血脉和脉络之中而形成的。

(2) 血瘀证

病机特点：肝血瘀着，肝络痹阻。

辨证要点：胁肋刺痛，痛处不移，休息时明显，或见胁下癥积，红缕赤痕及朱砂掌。舌质紫暗或见瘀点瘀斑，脉沉弦涩。

治则治法：疏肝理气，活血化瘀。

常用方药：经验方疏肝化瘀汤（柴胡、白芍、枳实、炙甘草、青皮、郁金、鸡内金、丹参、香橼、茜草、海螵蛸、醋鳖甲）。

肝主疏泄，有调节血量之功。气血之间，气为血帅，血随气行，气郁则血瘀，气滞则血滞，气血郁滞日久，肝血瘀阻，疏泄失其常度，导致气滞血瘀证。疏肝化瘀汤实取仲景四逆散、鳖甲煎丸、《内经》四乌鲗骨-藘茹丸三个方意，加上青金丹香饮而组成。以柴胡、白芍疏肝气养肝阴为君；丹参、醋鳖甲活血化瘀，枳实、青皮理气散郁共为臣；香橼理肝气，茜草清肝，海螵蛸敛酸化湿，鸡内金消积，炙甘草和中健脾，共为佐；以郁金为使，直达肝络。

（3）血虚证

病机特点：肝血亏虚，经脉失养。

辨证要点：面色不华，头晕目眩，胁痛隐隐，肢体麻木，筋脉拘急，或筋惕肉瞤，女子月经不调或闭经。舌质淡，脉弦细或细涩。

治则治法：补血养肝，佐以化瘀。

常用方药：经验方柔肝养血汤（熟地黄、炙黄芪、党参、炒白芍、当归、川芎、山萸肉、山药、枸杞子、炙甘草、阿胶、醋鳖甲、鸡内金、制首乌、鸡血藤、大枣）。

肝主藏血，是指血液来源于水谷精微，生化于脾而藏受于肝。肝藏血既可以濡养自身，防止肝阳过亢，又可以防止出血。肝血不足则肝气有余、疏泄太过,常可导致筋脉失养和血液不循常道而妄行,正如《温病条辨·卷六》所言:"肝主血,肝以血为自养,血足则柔,血虚则强。"诸药合用,补而不滞,滋而不腻,疏而不伐,以养血和血为主,可使营血调和,则诸症自除。

### 3. 肝阴失承平

肝阴是指肝血中的阴津,肝体阴而用阳,阴血充盈,水能涵木,则阴平阳秘,健康无病。肝阴亏损,由于肝木乘土,首先可引起脾胃阴虚,继则由于子虚必盗母气,导致肾水亏虚。临证时不管是内伤还是外感,病变本质都是气郁化热,热伤肝阴,阴津损伤,失于承平,波及脾肾,引起自伤肝阴,中伤脾阴,下伤肾阴。

(1) 肝阴虚证

病机特点:肝阴不足,肝气郁结。

辨证要点:胁肋隐痛,头痛,眩晕,胃痛,失血,女子经少。舌红少苔,脉弦细或弦数。

治则治法:滋水涵木,清肝解郁。

常用方药:滋水清肝饮(柴胡、炒栀子、当归、白芍、熟地黄、山药、山萸肉、丹皮、茯苓、泽泻)。

肝阴虚证的早期多由肝郁日久而来,临床上多见既有肝郁不舒证,又有肝阴不足证。此种气郁伤津之证,宜在滋阴的基础上配伍疏肝解郁之品,才能病证相符。

（2）脾阴虚证

病机特点：肝阴不足，脾阴亏虚。

辨证要点：胁痛隐隐，耳鸣目干，中脘痞满，灼热不纳，口干咽燥，消瘦，大便干燥。舌质红少津，舌苔少或花剥无苔，脉弦细稍数。

治则治法：养阴柔肝，益脾和胃。

常用方药：经验方滋脾饮（山药、扁豆、莲子肉、薏苡仁、桔梗、葛根、鸡内金、麦芽、山楂、大枣）合一贯煎。

脾胃位居人体中焦，为后天之本，其气升则上输心肺，降则下归肝肾，在体内升降出入机制中起承上启下的作用。而肝木之升发与肺金之肃降，心火之下潜与肾水之上承，肺之呼气与肾之纳气等也均需脾胃以完成其升降出入的职能。所以，脾胃是上以滋养全身，下以传化糟粕而起到升降出入运动枢纽作用的重要器官。同时，肝藏血，脾统血，肝阴不足必然引起脾的阴津受损，脾气散精作用不足而引起脾运失常，脾不为胃行其津液，同样引起胃气失降。滋脾饮是杨震教授向儿科专家午雪峤老师学的经验方。方中山药为君，健脾育阴；莲子肉、白扁豆为臣，共助君药和中健脾、益胃养阴；佐以桔梗、葛根以升发脾气，薏苡仁、鸡内金以健脾消积，麦芽、山楂以消食和中；使药大枣引药归脾。

（3）肾阴虚证

病机特点：肾阴亏虚，肝体失养。

辨证要点：胁肋隐痛，痛势悠悠、绵绵不休，头晕目眩，目涩，口干咽燥，五心烦热或午后潮热。舌红少苔，脉弦细数。

治则治法：滋阴补肾，养血柔肝。

常用方药：经验方柔肝补肾汤（熟地黄、枸杞子、当归、北沙参、黄精、麦冬、阿胶、醋鳖甲、茜草、制首乌、白芍、鸡内金、大枣、炙甘草）。

肝病日久，或因湿热，或因实火久羁，或气滞血瘀日久化热，瘀热伤阴，或因过用辛香温燥、渗湿利尿之品，或因劳欲过度、失血过多致精血亏损，或素体阴血亏损，均可导致肝肾阴亏，肝血不足，血虚、阴虚不能养肝、柔肝之体，引起肝之脉络失养；肾阴不足，精血亏虚不能上荣头目；阴虚而生内热。柔肝补肾汤用地、归、杞、胶、精、首乌滋养肝肾阴血，配以沙参、麦冬滋养肺胃津液，阴津充沛，则上源液丰，肝血有养；佐以鳖甲、茜草、鸡内金化瘀通络；以芍药、炙甘草为使，柔肝养阴，引药归肝。

### 4. 肝阳失固密

肝阳是指肝的生理性阳气，肝中的阳气实际上就是肝的功能的具体表现。肝体阴而用阳。体阴，是指肝脏必须依赖阴血的滋养才能正常发挥作用；用阳，是指肝喜条达，内寄相火，主动主升。《内经》曰："阴平阳秘，精神乃治。"故肝中生理性阳气即肝阳，亦应固密为要。依据病情变化，可出现肝阳虚证、脾阳虚证和肾阳虚证。

（1）肝阳虚证

病机特点：肝体受损，肝阳虚弱。

辨证要点：胁肋隐痛或胀痛，绵绵不休，劳则加重，神疲乏力，胆怯忧郁，或惊恐不安，面淡不华或面色晦滞，畏寒肢冷，或兼有少腹冷痛，囊湿阴冷，小便清长。舌淡苔白，脉沉迟无力。

治则治法：温补肝阳，养血和肝。

常用方药：①肝阳虚轻症，补益肝气（气虚为阳虚之渐），用经验方补肝颐气汤；②肝阳虚较重症，温升肝肾阳气，用经验方桂附二仙汤（桂枝、制附片、淫羊藿、仙茅、白芍、炙甘草、巴戟天、石楠叶、鸡内金、醋鳖甲、青黛、白矾）。

肝阳虚证在慢性肝病患者中并不少见，特别是肝病日久，积聚、臌胀、血证反复发作者，更要注意肝阳虚证。在临证时要结合肝体阴而用阳的特点，注意肝阴、肝血常易损耗，故大辛大热之品如肉桂、附子应慎用，或以小剂量试用为宜。治疗此证时可首选用温而不燥的淫羊藿、菟丝子、肉苁蓉、巴戟天，并佐以山萸肉、酸枣仁、枸杞子、女贞子、旱莲草以阴阳双补，体用两助。还要注意肝之升发仍需脾土之温升相助,若土虚木郁,阳用衰微,可选用人参或党参、黄芪、白术、砂仁等,以健脾运脾。

(2)脾阳虚证

病机特点:中阳不足,运化失健。

辨证要点:胁肋隐痛,腹胀痞满,遇冷加重,得温则缓,喜热饮食,纳少,食后脘胀,手足欠温,神疲乏力。舌质淡体胖,有齿痕,舌苔白,脉沉细弱或沉迟稍弦。

治则治法:温阳健脾,补虚和中。

常用方药:附子理中汤合正元汤合四乌鲗骨一藘茹丸合经验方金砂散加木香。四乌鲗骨一藘茹丸出自《素问·腹中论》,主治"气竭伤肝",具有补养精、气、血,强壮肺、肝、肾的作用。

肝病日久,七情失和,肝阳不足,木不疏土,必然导致脾胃阳虚。在治疗时应调理气机,温补中阳,顾护脾胃,以防克伐太过,再伤中土,使病情加重,且中药不宜过峻,以平和为妥。疏肝首推柴胡、郁金、香附,理气选枳壳、厚朴、木香,散寒用干姜、附子,活血用桃仁、红花、乳香、没药,补气常用党参、黄芪、白术、山药。应注意,用药时要补而不滞中宫,和而不损气机。

(3)肾阳虚证

病机特点:肾阳亏虚,运化失司。

辨证要点:肝病日久,胁肋隐痛,面色苍黄或㿠白,脘闷纳呆,神倦怯寒,肢冷或下肢浮肿,小便短少不利,腰酸腿软。舌体胖淡紫,脉沉弦无力。

治则治法:温补肾阳,化气行水。

常用方药:济生肾气汤合经验方补肝益肾汤(黄芪、生地黄、黄精、女贞子、菟丝子、枸杞子)。

肾是人体脏腑阴阳的根本,生命的源泉,故称其为"先天之本"。肝病日久,子盗母气,肝阳虚必然要引起肾阳虚证。肾阳虚损是指肾与命门功能减退所引起的病变。肾阳也称肾气、元阳、真阳、命门真火,包括肾与命门全部功能。人体五脏六腑的功能有赖阳气为其动力,五体结构、五官九窍有赖阳气温煦,精血津液有赖阳气生化输泄,阳气实为生生之本、性命之根。

如果肾阳生化功能减退,就会危及生命,故《素问·生气通天论》曰:"阳气者,若天与日,失其所,则折寿而不彰。"肾阳亏损,气化失司,法当温补肾阳。通过温补肾阳可以化气行水,即王冰之所谓"益火之源,以消阴翳"。以补阳药为主,如肉桂、附子、鹿茸、杜仲、锁阳、巴戟天、肉苁蓉、补骨脂、菟丝子、海马、海狗肾等;以补阴药物为辅,如熟地、山药、枸杞子、山萸肉、龟板胶等;以利水药物为佐,如茯苓、泽泻等组合成方。故张景岳指出:"故善补阳者,必于阴中求阳,则阳得阴助而生化无穷;善补阴者,必于阳中求阴,则阴得阳升而源泉不竭。"方中桂枝、附子温命门真火，令阳气旺盛则气化复常，水津升降不失其度，气化运行不失其机。配地黄、山药、山萸肉、枸杞子、黄精、菟丝子、女贞子补肾填精，以寓阴中求阳之意。茯苓、泽泻、车前子利水行湿，与附子、桂枝同用，温阳利水，相辅相成，即"益火之源，以消阴翳"之法。牛膝能补肾强腰，活血通络，合丹皮更能活血化瘀通络，体现补肾而兼补阴，利水而兼活血的配方法度，用治肾阳虚弱诸证效果较好。

体会：气机学说理论使我们认识到，疾病在发生、发展过程中，气机在体内的运行，对于疾病转归方面起到了极大的作用。通过气机辨证可以拓宽我们认识局部疾病的视野。如对肝病的辨证思维，可以跳出肝脏辨证思维范围，既可以从局部认识、分析问题，也可以从全身思维运用脏腑辨证以外的气机辨证、三焦辨证、命门辨证等来深刻认识、分析和解决问题。

## 四、验案举隅

### 案 1

马某，男，42岁，陕西西安人，工人。

初诊：2015年3月10日。

病史：2年前无明显诱因出现左侧胁肋胀满明显，自觉有气窜动，发作时胀满难忍，自服中汤药后症状可减轻,停药后再次加重。症状反复,遂来就诊。

诊见:左侧胁肋胀满,有气窜动至胸胁,食纳、精神尚可,眠可,易生气,大小便调。舌质暗红,边尖红,苔白稍腻,脉弦。

中医诊断:胁痛(肝郁气滞、枢机不利证)。

治法:疏肝解郁,理气止痛。

处方:经验方疏肝理气汤加减。柴胡 10 g,白芍 10 g,枳实 10 g,炙甘草 6 g,青皮 10 g,郁金 10 g,丹参 15 g,香橼 15 g,川芎 10 g,炒苍术 10 g,焦栀子 10 g,炒神曲 15 g,瓜蒌 20 g,茜草 15 g。7 剂,水煎服,每日 1 剂。

二诊:2015 年 3 月 17 日。

左胁胀痛窜气较前明显好转,偶有发作,口咽部有异物感,后背偶感不适,腰痛,纳可,夜休可,二便调。舌质红,苔白厚腻,脉弦。上方加降香 15 g。7 剂。

随访:药后诸症悉除。

按:肝郁气滞,气滞血瘀,郁久化火,故气、血、火三郁均责之于肝。肝郁克于脾土,导致脾失健运,湿邪阻滞,饮食不化。方中柴胡、香橼、枳实、青皮行气解郁,以治气郁;郁金、川芎、丹参、茜草活血行气,以治血郁;苍术燥湿健脾,以治湿郁;栀子清热除烦,白芍养血柔肝,以治火郁;神曲消食和中,以治食郁;瓜蒌清热化痰,以治痰郁。本方主治各种原因引起的慢性肝炎和其他疾病证属肝气郁结、气机阻滞者,疗效确切。

## 案 2

雷某,男,30岁,陕西西安人,工人。

初诊:2012年11月2日。

病史:患者2010年7月因外伤引起肝破裂,在西安某三甲医院就诊,行肝破裂修补术及胆囊切除术。2011年因梗阻性黄疸行胆肠吻合术,术后予以保肝利胆治疗,后未出现黄疸。近半年来渐感肝区隐痛逐渐加重,伴头晕,双眼干涩,视力下降,情绪烦躁,检查排除病毒性肝炎,经保肝治疗无好转。

诊见:右胁隐痛,疲乏无力,视力下降明显,口渴喜饮,健忘,手足心热易汗出,食纳尚可,时有恶心,夜休差,易醒,大便时干时稀,小便黄。舌质暗红,苔薄白,脉弦细。

中医诊断:胁痛(肝郁脾虚、肝气不足证)。

西医诊断:肝破裂修补术后,胆囊切除术后,胆肠吻合术后。

治法:补肝益气,柔肝健脾,养心安神。

处方:经验方补肝颐气汤合金砂散加茜草。当归12 g,生黄芪15 g,合欢皮15 g,夜交藤15 g,白芍15 g,柴胡10 g,升麻15 g,郁金12 g,茯苓15 g,陈皮12 g,远志10 g,山萸肉15 g,鸡内金15 g,炒薏苡仁15 g,砂仁(后下)8 g,白豆蔻(后下)12 g,茜草15 g。14剂,水煎服,每日1剂。

二诊:2012年11月16日。

肝区疼痛较前明显好转,偶有头晕,双眼干涩减轻,情绪及精神较前好转,夜休改善,大便成形。舌脉同前。继服14剂。

随访:药后诸症消失。

按:本例患者为肝外伤后致肝脏气血受损,升发功能不足,若治以疏泄则更伐其本,犯虚虚实实之误,采用补肝益气才是正确的治法。补肝颐气汤是杨震教授多年临床总结的经验方,具有补肝益气,柔肝健脾,养心安神之功效。方中升麻、柴胡为君,二者同用,以升举阳气,疏肝解郁;黄芪补气升阳,辅助升麻升气举陷,当归补血活血,山萸肉、白芍养血敛阴,柔肝止痛,郁金活血止痛、行气解郁,共助君药柔肝之体,养肝之用,而体阴用阳;远志、夜交藤养心安神(依据五行学说母病及子,同时未病先防),茯苓健脾安神,陈皮理气调中、燥湿化痰,以防木不疏土、脾胃壅滞共为佐药;使药合欢皮,既安神解郁,又做为引经药。诸药合用,共奏补肝气、养肝体、益肝用之功,使气血充养。同时加用经验方金砂散(鸡内金、茯苓、炒薏仁、砂仁、白豆蔻)健脾化湿,紧扣病机,病证得治。

## 案3

刘某,女,40岁,陕西西安人,教师。

初诊:2010年10月8日。

病史:患者乙肝病史10余年,未予重视。3月前与邻居纠纷后一直闷闷不乐,后出现两胁下胀痛,失眠,烦躁,未予治疗。近半月上述症状加重,故来就诊。

诊见:口干,口苦,便秘,小便黄。查其腹部平坦,触之柔软,无压痛,未触及肿块;肝脾肋下未触及。舌质暗,舌尖红,苔薄白,脉弦数。肝功能:ALT 102 U/L,AST 90 U/L,CHE 14 340 U/L;乙肝病毒五项:HBsAg(+)、HBeAg(+)、HBcAb(+);HBV-DNA $5.7\times10^4$ U/mL。

中医诊断:胁痛(肝气郁结、郁久化热证)。

西医诊断:慢性乙型肝炎(中度)。

治法:清肝解郁凉血。

处方:经验方解郁合欢汤加减。合欢皮15 g,麦冬10 g,天冬10 g,白芍10 g,大青叶10 g,丹皮10 g,郁金10 g,佛手10 g,白茅根15 g,茜草15 g,香橼10 g。7剂,水煎服,每日1剂。

二诊:2010年10月15日。

诉服药后睡眠、情绪较前好转,胁下胀痛、口干、口苦减轻。

上方加炒枣仁30 g,虎杖15 g,继服15剂。

之后在此方基础上,纳差加鸡内金15 g,睡眠差加夜交藤20 g,便秘加郁李仁20 g,月经量少加益母草15 g,川牛膝15 g。在以后的治疗中以本方为主,随症加减治疗3月,肝功正常,HBV-DNA $8.6\times10^2$ U/mL。

继续治疗,症状基本消失后,改用经验方白茜汤(白花蛇舌草、土茯苓、重楼、虎杖、茜草、紫草、败酱草、佛手、白芍、板蓝根)加减治疗以凉血解毒,巩固疗效。

按：肝郁化热伤阴的病变基础是"气火内郁"，其病因为情绪刺激。中医七情致病为内伤疾病的最主要诱因，也是中医辨证论治之要点所在。这种"内郁"具有火郁迫阴之兆，临床治疗应用疏肝、养肝、清肝的方法使气火不至于向伤阴转化。方中佛手、香橼辛散理气疏肝；白芍、丹皮柔肝调肝；配白茅根以酸甘化阴；郁金、合欢皮调肝木之横逆而不伤肝阴；天冬、麦冬凉血养阴以护肝；大青叶、茜草清热凉血，化瘀通络。全方共奏疏肝郁、平肝逆、清肝火、养肝阴之效。"解郁合欢汤"为治疗慢性乙型肝炎的常用方，临床验证疗效满意。

## 参考文献

[1] 杨震.杨震相火气机学说研习实践录[M].北京：中国中医药出版社,2019：47-52,132-141.

[2] 黄元御.四圣心源[M].北京：中国中医药出版社,2009：1-2.

[3] 杨震.基于"相火气机学说"论治肝病源流溯洄[J].陕西中医药大学学报,2020(5)：11-17.

[4] 杨震,郝建梅."气机学说"在肝病诊治中的应用[J].中西医结合肝病杂志,2020(3)：193-195.

[5] 郝建梅.杨震临证辨治肝气虚经验[J].世界中医药,2007(5)：287-288.

（郝建梅）

# 湿热相火　肝及少阳
## ——邵冬珊教授论治胁痛

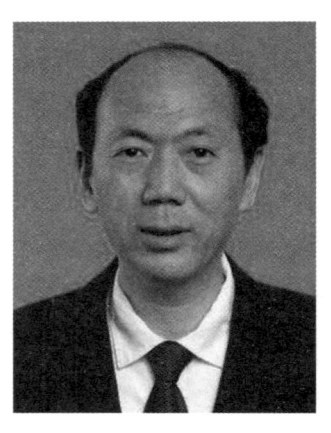

邵冬珊（1962—），男，湖北省中医院肝病科主任医师，硕士研究生导师。从事中医临床及科研工作40余载，获"全国优秀中医临床人才"称号。主持和参加国家、省部级科研项目6项，获相关科技成果奖3项，出版和发表学术专著、论文40余部（篇）。临床崇尚经典，法师名家，把六经辨证与脏腑辨证有机结合，以审病位、定病性开展辨病与辨证研究，治验丰富。擅长中医治疗感染性及不明原因发热，急、慢性肝炎以及与肝病相关的胁痛、积聚、黄疸、臌胀、不寐、瘙痒等内科疑难杂病。

胁痛是指以一侧或两侧胁肋部疼痛为主要表现的病证,是临床上较为多见的一种自觉症状,可见于多种疾病比如急慢性肝炎、肝硬化、肝囊肿、胆囊炎、胆结石等。

# 一、胁痛概述

## 1. 病因病机

肝乃将军之官,性喜条达恶抑郁,情志不遂,肝气不疏,气机不利,气阻脉络而致胁痛。现代人生活节奏紧张,工作压力大,环境人际关系失调,情志不畅时有发生,邵冬珊教授认为此为胁痛的最常见病因。此外,饮食不节,损伤脾胃,湿热内生,壅于肝胆,疏泄失职;外感湿热,结于少阳,肝胆失于疏泄;外伤致胁络受损或气滞日久,血行不畅,瘀血停留,阻塞胁络亦可导致胁痛。邵冬珊教授认为,胁痛的基本病机为肝失疏泄、脉络失和。

## 2. 诊治特点

(1) 辨病性。中医临床辨证有虚实之分,胁痛亦如此。虚有气血阴阳,肝气不足,失于疏泄,气机不能畅达,郁滞于内,发为胁痛;劳欲久病,精血亏虚,肝阴耗伤,脉络失养,发为胁痛隐隐。此外,邵冬珊教授认为肝有肝阳,肝阳具有推动与温煦作用,为肝主疏泄的动力来源。清代叶桂在其医案中多次提到:"肝左升,肺右降""人生之气机应乎天地自然,肝从左而升,肺从右而降,肺病主降曰迟,肝司横逆曰速。"[1]肝阳不足,肝主疏泄缺乏动力,疏泄失职,郁滞于内发为胁痛。实有气滞、血凝、痰瘀、伤食,壅塞于内,气机郁滞不畅,发为胁痛;另外,外伤跌破,胁络受损,瘀血停滞,气滞血瘀,可发为胁痛。

（2）辨病位。胁痛病位主要在肝胆,与肺脾肾有关。肝居胁下,经脉布于两胁,胆附于肝,二者相表里,其脉亦循于胁,故胁痛之病,首当责之肝胆。肝气主左升,肺气主右降,二者共同调节气机升降。若肝气升动太过,肺气肃降不及,则气机失调,故可牵涉于肺。《金匮要略》云:"见肝之病,知肝传脾,当先实脾。"饮食不节,损伤脾胃,运化失职,水湿痰热内生,壅遏肝胆,疏泄不畅,则又可牵涉于脾。肝肾同源,肝藏血,肾藏精,肾阴不足,精血亏少,肝脉失于濡养,发为胁痛隐隐,故胁痛与肾有关。

（3）整体论治。整体观念是中医学的重要理论体系,邵冬珊教授深谙其理,临床中灵活运用。邵师认为,胁痛的基本病机为肝失疏泄,脉络失和。邵冬珊教授临证喜用逍遥散加减,疏肝解郁。若伴汗出,易于感冒,则用逍遥散加大剂黄芪、桂枝、桑白皮,大剂黄芪益气固表,桂枝解郁升发疏肝气,桑白皮泻肺中气水痰热;若见胁痛,伴纳食不馨、腹胀、大便溏等肝郁脾虚之症,加用枳壳、陈皮理气消胀,炒鸡内金、神曲消食助运;若见胁肋隐痛，伴腰部不适、夜尿多等肝肾不足，则用逍遥散加独活、菟丝子、桑寄生等补肾之品；若见胁肋部灼热不适等肝郁化热之症，则用丹栀逍遥散加减；若伴心下痞满、胸脘烦热，则可加法半夏、瓜蒌，取小陷胸汤之意。

（4）杂和以治。邵冬珊教授认为胁痛的病机较为复杂，关系气血阴阳。因此，临证常用丹参、丹皮、煅牡蛎、枸杞子、炒枣仁。丹参活血祛瘀，丹皮活血祛瘀兼以清热，二者合用共使气血畅达；煅牡蛎咸寒质重，平肝潜阳，抑制肝木过旺；炒枣仁入肝经、益肝之血，枸杞子补肝肾、益精血，二者联用，共奏补肝体养肝阴之效。如此治之气血阴阳兼顾，功效显著。另外，邵师认为初病在气久病入络，常加入藤类药物以通络，如忍冬藤等。

## 二、临证经验

### 1. 从肝论治

慢性肝病包括各种慢性病毒性肝炎、脂肪性肝病、自身免疫性肝病、肝硬化等，其临床表现多样，有食少、腹胀、恶心等消化系统症状；有情志改变、睡眠障碍、体乏等神经系统及精神障碍症状；还有胁痛、胸颈部朱丝赤缕及黄疸等肝病特有表现。从中医辨证来看，慢性肝病是以肝为主的脏腑经络病变，包括相互联系的脏腑经络功能失调及实质脏器损伤。邵师认为辨证是施治的前提,确定病位是辨证中不可或缺的内容,患者之所苦往往是病所指向。临床上慢性肝病患者的症状和体征多表现在胁肋、胸颈、头面、口咽、少腹、肢节等部位,此正与足厥阴肝经及相为表里的少阳经脉相关。胸胁苦满、急躁易怒、口苦尿黄、心烦喜呕,为肝胆功能失调所致;胁肋不适,腹满肠鸣,体重烦冤,乃木气太过,脾土受制而成,故仲景有"见肝之病,知肝传脾"之治;尝见右胁痛引肩臂,目痛耳鸣喘气逆者,乃金木失和,气机郁滞所为,与前贤"左肝右肺""左升右降"之论相合;又有面色黧黑,口燥咽干,心烦失眠,腹筋显露,甚或腹大如鼓者,为肝之病久,子盗母气之患;至若胁下有痞,连在脐旁,痛引少腹入阴筋者,为脏结证,乃肝脏实质病变。老师常言:肝病之治,须明经腑相连,脏腑相关,二经、三经兼病之理。

邵冬珊教授认为,肝主疏泄是维护人体正常功能并协调肝系统功能的重要保证,反此则僻邪至,疴疾起,疏泄失常乃肝病胁痛之机。

(1)疏泄不及。疏泄不及,是指肝脏失去条达、升发的功能特性,表现为抑滞、萎顿等功能低下的一种病理状态。慢性肝病患者临床每见胁肋隐痛,面色晦暗,或见颜面色斑,神情郁郁寡欢等诸多表现,究其因,常由情志抑郁不畅、湿热邪气阻滞、肝脏阴阳不足、化源匮乏等因素引起。疏泄不及的病机特点可概括为"郁""虚"二端。《金匮钩玄》云:"郁者,结聚而不得发越也,当升者不得升,当降者不得降,当变化者不得变化也。"[2] 阳气当升不得,不能养神藏魂,多易表现为情绪低落、萎靡不振、失眠多梦;肝郁不能疏达,可见少汗或无汗,面色苍白,甚则四肢逆冷;肝为"将军之官",主谋虑,"肝气虚则恐,实则怒",临床中慢性肝病之见优柔寡断或惊恐胆怯者,实乃肝气虚而疏泄不及所为;肝之清阳不升,疏泄无力,致脾失健运,运化失常,可见胃纳不佳,形体消瘦,腹满便溏或大便难等症,正如唐容川在《血证论》中所言:"木之性主于疏泄,食气入胃,全赖肝木之气以疏泄之,而水谷乃化,设肝之清阳不升,则不能疏泄水谷,渗泄中满之证在所不免。"[3]

(2)疏泄太过。疏泄太过,是肝脏疏泄功能失常,表现为相对亢进的一种病理状态。慢性肝病患者常见急躁易怒,胁痛如灼,头眩目赤,口苦咽干,心烦失眠,溲便失禁,甚或吐衄,汗多气少等症多是这种病理反映。疏泄太过的病机特点可用"逆""脱"二字概括。逆者,不顺也;脱者,耗散之谓也。

厥阴与少阳互为表里,禀风木而寄相火,下连寒水,为乙癸同源;上接心火,成子母相应;挟胃贯膈,调畅中气。若病邪为患,则使这种生理状况遭到破坏。"头为诸阳之会",肝阳亢盛,气火并走于上,则急躁易怒、头目眩晕、咽干口苦旋踵而至;肝火上扰心神,则心中懊侬、惊惕不眠应声而起;病甚尚有吐衄、昏厥之害,如《素问·调经论》所言:"血之与气并走于上,则为大厥。"慢性肝病之危重者,但热不寒,汗出辄复热,目睛上窜,或寒热往来,汗出浸衣,或喘逆,或怔忡,或气不足以报息,或遗溺,诸证若见一端,乃肝气欲脱,失于疏泄,临证当见微知著,所当急固,如张锡纯所言:"凡人元气之虚,皆脱在肝,故人虚极者,其肝风必先动,肝风动,即元气欲脱之兆也。"[4]24

(3)辛散甘缓为治胁痛之大法。《素问·脏气法时论》曰,"肝苦急,急食甘以缓之……肝欲散,急食辛以散之",辛散甘缓乃治肝大法。辛散法顺肝之性,调畅气机以助肝用,疏理相火而周行营卫,开达内外使邪无遁形之处。甘缓法旨在补中焦养阴血,滋养脏腑而固护肝体,濡润经脉柔肝止痛。辛散甘缓法乃体用同调、表里兼顾之法,其效在调阴和阳,匡正祛邪,复肝疏泄之职。

疏泄不及,治疗以辛散为主,佐以酸甘,邵师喜用小柴胡汤加味,谓肝喜条达之性,顺其性即为补,柴胡、半夏、桂枝、生姜、吴茱萸、当归、川芎、陈皮等药择而用之,并佐以酸甘属,酸枣仁、山茱萸、大枣、甘草、党参、黄芪、枸杞子选而取之。两相配伍,则辛甘化阳,酸甘化阴,以解"虚""郁"之患,且无辛散耗阴,酸甘滞腻之碍。

疏泄太过，治疗以甘缓为主，佐以酸辛，邵师常用逍遥散加味，并以黄芪、党参、炒白术、炙甘草等药叠味而陈，深谙《内经》"厥阴不治，求之阳明"之论。盖甘缓法培养中土，俾中宫气化敦厚，肝体得养，肝用自理。配伍酸味药，敛肝阴、护肝阳，五味子、山茱萸、酸枣仁、乌梅等药累用不辍。山茱萸一味尤受重用，谓其酸收之中兼有条畅之性，敛正气而不留寇，肝泄太过之证最宜，常以来复汤救"逆"固"脱"。[5]薄荷、连翘、生姜诸辛散物用之亦有妙处，使甘缓法组方成灵动之剂。

**2. 从湿热相火论治**

相火之名，首见于《内经》，《素问·天元纪大论》有"少阳之上，相火主之"之说。至金元朱氏《格致余论》问世，相火理论趋于成熟，对说明疾病病理和指导临床产生深远影响。肝病胁痛湿热相火为患尤多[6]；邵师认为，急性肝炎以湿热疫毒为患，病由外受或蕴毒而发，人体正气充实，尚堪攻伐，与湿热证较切合。其病因有脏腑虚损、病邪为患、气机失常等，常虚实夹杂，虚责之脏腑功能虚损，病位在脾胃、肝、肾；实则为邪气羁留，或脏腑功能失调而内生病邪为害。《内经》认为，"脾胃者，仓廪之官，五味出焉"。若脾胃虚弱或气机失调，五味焉出？必清浊相混而为害。临床常见慢性肝病胁痛患者脾胃气机失司，中生湿邪，久蕴化热，或土壅侮木，湿流于下，祸及肝肾而激动相火；失位之相火与湿热相杂，湿得火而弥散，病及三焦而出现"蒸于上""蕴于中""结于下"诸端[5]。李东垣言："脾胃气虚则湿土之气流于脐下""肾间受脾胃下流之湿气，闭塞其下，致阴火上冲。"肝肾不足，阴不涵阳，或因情志过激，房劳过度，引动相火，致肝脾气机失调，气随火升，液随气走，为湿热相火证之另一端。此证蕴气阴虚损之机，《内经》言："壮火食气。"朱丹溪曰："火起于妄，变化莫测，无时不有，煎熬津液，阴虚则病，阴绝则死。"邵师认为，脾气受火之煎熬，生化乏源，虚之所成也。

邵师临证于湿、热、相火中详酌，在脏腑虚损中细审，洞悉慢性肝病胁痛湿热相火之证，深谙从脾胃调治之法。脾为土脏，灌溉四旁，脾胃病，则诸脏受累；善治脾胃者，必调五脏。慢性肝病胁痛湿热相火证虽见症多端，实以脾胃为病变中心，常从面色、音声、饮食、二便等处为辨。湿热火并重者，面色黯红，胁痛，颈肩背胛胀痛，耳鸣耳聋，口中卧沫，胸膈不爽，大便黏滞或带脓血；湿为重者，胁痛，口苦咽干，不甚渴饮，身背重胀，少气懒言，纳差，食后胸膈或胃脘窒塞，大便溏；热与火为重者，胁痛，形瘦肌热，胸痞汗出，口干少饮，四肢满倦，善食易饥，过午腹胀。论其治疗，邵师从李东垣调脾胃诸方中取法，握气机升降之枢而为方。湿热相火并重者，主以调中益气汤；湿为重者，治以升阳益胃汤；以热为重、火偏盛者，选补脾胃泻阴火升阳汤；湿热火壅阻，三焦气机失常，上为喘满，中为膨胀，便溲为变者，择中满分消丸。宗"火与元气不两立，一胜则一负"[7]之理，处方中常合用黄芪、党参、甘草等益气培土之品，以奏气生火降之功；脾气之上腾而为津液者，不独固金以敌火，且注重下资肾中之水，水气足则火淫自灭也。伍羌活、独活、升麻、柴胡诸辛散祛风药，非为发汗之用，以风能胜湿，性散发火，且风药寓于补气药中，升清助阳，行春生之令而去滞碍也，《医宗金鉴·卷二十七》言："补中之剂得发表之品而中自安；益气之剂，赖清气之品而气益培，此用药有相须之妙。"若伴面色不和，为肺脾气虚，营卫之行不周，以四君子汤助生化之源，培土生金。湿热相火证，常加二妙散和潜阳封髓丹，解湿热相火之胶结，媒合水火而相济。

### 3. 从少阳论治

（1）辨经腑之位。中医经典理论指导临床实践的根本法则是辨证施治，全面诊察，知病之处是施治的前提。《伤寒论》少阳病提纲中"少阳之为病，口苦，咽干，目眩也"及第 96 条所述"往来寒热，胸胁苦满，嘿嘿不欲饮食，心烦喜呕，或胸中烦而不呕，或渴，或腹中痛，或胁下痞硬，或心下悸，小便不利，或不渴，身有微热，或咳者……"之小柴胡汤证甚合，说明病在少阳。少阳病的病变部位涉及到手足少阳经及相关脏腑，人体的头角、目、耳、咽、胸、腋、心下、季胁等皆是少阳经脉所过的部位,肝病患者常见胁肋胀痛,目睛不适,口咽干苦等症为病在少阳经脉;胸肋胀痛引肩背为少阳兼太阳;心下拘急,躁烦不眠,为胆腑郁热上扰;心烦喜呕为胆胃不和,湿热为患,病常稽留膜原,清代医家薛生白在《湿热病篇》自注中说,"膜原者,外通肌肉,内近胃腑,即三焦之门户,实一身之半表半里也",临床见寒热休作有时,伴胸痞汗出,或纳食不馨,二便不畅之症。病由少阳之腑及脏者,常生坏病,如仲景论中所言:病胁下素有痞,连在脐旁,痛引少腹入阴筋者。邵师从中医学整体观辨证认为,胁痛病入少阳,因证施治,效如桴鼓。

(2)审虚实之性。六经辨证是《伤寒论》辨证论治的纲领,八纲辨证是对一切疾病的病位和证候性质的概括,邵师将多种辨证方法有机结合,运用于肝病胁痛的临床实践。不审病性,不明病机,虚虚实实而祸患无穷。《素问·通评虚实论》曰:邪气盛则实,精气夺则虚。慢性肝病胁痛的发病关系到正邪两方面,为正气不足,邪气伏于少阳而成。《黄帝内经》称少阳为一阳,少阳的阳气,即少阳的相火,对五脏六腑的功能活动有激发、推动和促进的作用。若少阳阳气不足,或邪入少阳,损阳伤气,常致肝胆疏泄不及,决断不力,三焦气化失司。故《伤寒论》中将少阳病的病变基础描述为:"血弱气尽,腠理开,邪气因入,与正气相搏,结于胁下。"少阳病之实证又多气郁,且易化火;手少阳三焦是水火气机之通道,又为气化的场所,病则易生痰、生饮、生水,继而滞气碍血,蕴热伤阴,为患甚多,而有胁痛之疾。

(3)宗和法之治。肝体阴而用阳,邵师认为,临床慢性肝病胁痛常见肝体和肝用的失调或体用俱损。唐容川在《血证论》中提出:"肝为风木之脏……肝主藏血……设木郁为火,则血不和。"治疗必须兼顾肝体和肝用,以调和气血为大纲,立足于"和"字。少阳主枢,其气畏郁,和枢机,解郁结,这就是和解法。和法为少阳病治疗大法,以小柴胡汤为代表方,可使"上焦得通,津液得下,胃气因和,身濈然汗出而解"。清代戴天章云:"寒热并用之谓和,补泻合剂之谓和,表里双解之谓和,平其亢逆之谓和。"慢性肝病胁痛临床所见,不外阴阳失调、表里不和、寒热错杂、虚实相兼之证,宗和法之治,乃达道也。邵师指出:肝病之胁痛常伴肩背重滞,项背不适,为肝胆郁滞,太少经络不利,方选柴胡桂枝汤;胁痛而心下痞满为胆胃不和,是少阳而兼阳明证,小柴胡汤合小陷胸汤合拍;甚者心下拘急,大便不通,大柴胡汤为功;邪伏膜原,三焦湿热,主方蒿芩清胆汤、甘露消毒丹[5];热势稍盛,仍加柴胡和之;湿热黄疸,少阳而阳明,由气及血者众,小柴胡汤合茵陈蒿汤主之;胁痛、积聚、臌胀之病,脏腑为患,标而本之,标则化痰湿湿热,解少阳气血郁滞,本则充气血,扶相火[8],如肝胆疏泄不及和三焦水气不化常益黄芪,张锡纯谓,肝属木而应春令,其气温而喜条达,黄芪之性温而上升,以之补肝,有同气相求之妙用。少阳主膜,人身之膜发源于命门,其根蒂连于命门。[4]285 肝硬化腹水胁痛常用益火之源法,图三焦气化畅利。

## 三、验案举隅

### 案1

林某,男,31岁。

初诊:2010年9月3日。

胁痛近2年,门诊诊断为慢性乙型肝炎,用干扰素和阿德福韦酯及中药复方(逍遥丸加减)治疗年余,因停服核苷类药物病情反复,于2010年9月1日住院。入院时查:ALT 95 U/L,AST 49 U/L,HBsAg(+),HBeAg(+),HBcAb(+),HBV-DNA $6.59×10^4$ U/mL。

刻诊:右胁胀痛年余,急躁易怒,面色黧黑,少腹胀,尿频尿急,舌质黯,苔薄白,脉弦。

中医诊断:胁痛(肝气犯脾、气滞血瘀证)。

西医诊断:慢性乙型肝炎。

治法:疏肝健脾,活血化瘀。

处方：当归10 g，白芍15 g，柴胡10 g，茯苓15 g，炒白术15 g，甘草10 g，神曲10 g，丹参15 g，丹皮10 g，牡蛎20 g，枸杞子10 g，连翘15 g，败酱草15 g，白花蛇舌草15 g，延胡索10 g，炒川楝子8 g。3剂，每日1剂，水煎服。

二诊：2010年9月6日。

食纳稍增，情绪稳定，但胁痛如故，尿频尿急仍在，舌质暗红，苔薄白，脉弦。此乃肝肺气机失宣，宜调肝宣肺。

处方：一诊方去延胡索、炒川楝子，加杏仁10 g、枳壳10 g、威灵仙10 g。7剂。

三诊：2010年9月13日。

服上方2剂后，胁痛次第减轻，尿急消失，夜尿2~3次，舌质暗红，苔薄白，脉缓和。证乃病久及肾，宜于二诊方佐补肾之品。

处方：守上方，加桑寄生25 g、菟丝子15 g。3剂。

四诊：2010年9月15日。

胁痛尽失，小便无异常感，复查肝功能正常，出院并续服阿德福韦酯片抗病毒治疗。

按：患者胁痛年余，考门诊所用方药皆疏肝健脾、理气活血法。本例初诊亦未脱窠臼，故收效亦微。胁痛固与肝脏关系最密，然与肺肾相关，前贤有左肝而右肺之说，是以二诊加用理气宣肺之品调金木，不特胁痛得以冰释，且水道亦得畅利，肝肾同源，金水相生，终加桑寄生、菟丝子等补肾之品以收全功。

## 案 2

舒某某,男,34 岁。

初诊:2009 年 9 月 10 日。

患者 3 年前查 HBsAg(+),肝功能正常,未予治疗。3 月前,感胁痛隐隐,伴颈急项强,腰腿不适,查 HBsAg(+),抗 HBe(+),抗 HBc(+),ALT 128 U/L,AST 82 U/L,HBV-DNA $3.45 \times 10^3$ U/mL。诊断为慢性乙型肝炎。用甘利欣及柴胡疏肝散加减方治疗 1 个月,胁痛稍缓,颈项腰腿症状未减,ALT 38 U/L,AST 58 U/L。追问其症,尚有心中郁郁寡欢,食纳不馨,且常欲手抚患处,望其舌质暗红,苔薄白,诊其脉细弦。

中医诊断:胁痛(肝寒不舒、气滞筋急证)。

西医诊断:慢性乙型肝炎。

治法:养血通络,升肝舒筋。

处方:四物汤合桂枝加葛根汤化裁。桂枝 6 g,白芍、木瓜各 15 g,甘草、枣皮、生熟地、枸杞子、当归各 10 g,生姜 3 片,川芎 8 g,葛根 30 g,鸡血藤 25 g,忍冬藤 20 g。7 剂,每日 1 剂。

二诊:2009 年 9 月 27 日。

服药后胁痛及颈项不适去其大半,腰腿不适渐缓,食纳增加,舌质暗红,苔薄白,脉细弦。守一诊方加味。

处方:桂枝 6 g,白芍 15 g,甘草 10 g,生姜 3 片,枣皮

10 g,生地、熟地各 10 g,当归 10 g,川芎 8 g,葛根 30 g,鸡血藤 25 g,忍冬藤 20 g,狗脊 10 g,木瓜 15 g。7 剂。

三诊:2009 年 9 月 25 日。

诸症消失,查肝功能正常,守上方加减治疗月余,病情稳定,肝功能正常。

按:慢性肝炎出现胁痛,疏肝理气,活血解毒为常法,本例患者先用柴胡疏肝散加减方治疗,病情稍解,然胁痛颈项腰腿不适尚存,且肝功能复常不理想,追问患者尚有郁郁不乐,食少体乏等症,仍与肝有关。盖肝藏血,筋为之所主,肝寒不升,气滞不运,筋失所养,故有诸痛之苦,立养血通络,升肝疏筋法,方中四物汤养血调肝,使肝有所主;桂枝、葛根温升阳气使肝旺血生,筋得所养;鸡血藤、木瓜、狗脊之属舒筋活络以解筋急。

## 案 3

杨某某,男,68 岁。

初诊:2011 年 8 月 9 日初诊。

胁痛 1 月余,痛时躁急,恶闻人声,喜静欲卧,食纳少进。宿有慢性血吸虫病史,已行病原治疗。B 超提示肝脏呈网络状改变,脾厚 4.2 cm。血生化及血常规检查无明显异常。查其舌质淡暗,苔白,脉沉弦。

中医诊断:胁痛(肝虚疏泄不及、经脉郁滞证)。

西医诊断:血吸虫肝病。

治法:温肝行滞,活血畅络。

处方：桂枝 6 g，当归、柴胡、丹皮、甘草、枸杞子、炒酸枣仁各 10 g，黄芪、白芍、忍冬藤、茯苓、白术各 15 g，丹参、牡蛎各 20 g。7 剂，每日 1 剂，分 3 次服。

药后两剂痛减，再服余药，所苦尽除。

按：胁痛与肝的关系密切，为外感病邪或内伤，导致经络郁滞或失濡所致。经络郁滞与肝的疏泄功能有关，肝气的疏泄取决于肝的阴阳两方面的平衡和协调。本例患者由于宿有感染虫毒病史，日久肝脏气血为病。胁痛，为肝之疏泄不畅；痛时躁急为肝阳不足虚而外浮的表现；阳病而喜静，故恶闻人声，肝气犯脾，则食纳少进。肝阳不足，疏泄不及之证，治当温养肝气，和血畅络。方以黄芪补气为主，张锡纯谓其为补肝气复疏泄之要药[4]93-94，合桂枝加强益气温阳之效，且有谓木得桂而折之说，因此桂枝又可解木之虚躁症；方中逍遥散疏肝健脾；复加枸杞子、酸枣仁补肝体，丹参、丹皮、牡蛎、忍冬藤活血畅络，使补中有行。全方补肝体，复肝气，畅疏泄，活血络，痛除而病安。

## 案 4

姚某某，女，65 岁。

初诊：2010 年 12 月 2 日初诊。

右胁胀痛伴两胁痒疹年余，每于情绪变化或食焦燥食物后症状加重，2 月前因腹胀、下肢肿胀在武汉某医院诊为肝炎后肝硬化腹水，用护肝和利尿药物治疗，腹水消退，而胁痛和痒疹不减，求治于余。追问其病史，10 年前有妇科手术输血史,抗 HCV(＋),HCV－RNA(＋)。查其两胁所起之疹,暗红而干燥,抚之碍手,问其所苦,情绪急躁,患处痒甚,夜晚口干欲饮,大便燥结。观唇红而面赤,舌质红,苔薄黄,脉弦细。

中医诊断:胁痛(肝火郁结之证)。

西医诊断:肝炎后肝硬化。

治法:疏肝泻火,行气止痛。

处方:当归、柴胡、甘草、丹皮、炒栀子各 10 g,白芍、茯苓、白术、郁金、丹参、夏枯草各 15 g,牡蛎 25 g,红花 8 g。7 剂,每日 1 剂,分两次服。

二诊:2010 年 12 月 9 日。

药后大便通,口干缓解,而胁痛和痒疹仍在,舌质红,苔薄黄,脉弦细,辨证为肝郁化火,经络失润,治用柔肝缓中法。

处方:全瓜蒌 30 g,当归、郁金、丹参、夏枯草、白芍、茯苓、白术各 15 g,柴胡 8 g,甘草、丹皮、炒栀子、红花各 10 g,牡蛎 25 g。7 剂。

三诊:2010 年 12 月 18 日。

诉药后胁痛已除,痒疹消失,皮肤遗有脱屑,方已显效,仍守二诊方续服 5 剂以固疗效。

按:患者胁痛伴局部痒疹年余,每随情志波动而甚,与肝郁化火,灼经伤络有关,用丹栀逍遥散加味疏肝泻火,行气止痛是为常法,治之不愈者,当究其因。查病者胁部之瘀疹色暗不鲜,抚之碍手,似与肝气燥急,经络失养有关,读《医学心悟》胁痛[9],其治肝气燥急之胁痛或发水泡用瓜蒌散,遂于方中加入瓜蒌一物而奏效。盖全瓜蒌甘缓而润,既可开泄郁火,又可下滞畅络,正合经之所云:损其肝者,缓其中。

**案 5**

郭某,男,37 岁。

初诊:2018 年 4 月 13 日。

患者有慢性乙型肝炎病毒携带史 10 余年,2 个月前从境外来武汉工作,体检肝功能受损,门诊诊断为慢性乙型病毒性肝炎,以护肝降酶药物治疗,鲜效,医欲以抗乙肝病毒药物为治,患者虑而不受,求治中医。

刻诊:诉两侧胸胁胀痛引肩臂,咽干口苦,晨起恶心,心中烦郁,睡眠欠安,食纳不馨,身倦体乏,大便黏滞不爽,小便黄,望其舌质红,苔厚浊,脉濡数。实验室检查:HBsAg(+),HBeAb(+),HBcAb(+),HBV-DNA $4.26 \times 10^4$ U/mL,ALT 147 U/L,AST 102 U/L,GGT 125 U/L ALP 74 U/L,TBiL 22.5 mol/L,DBiL 15.6 mol/L,IBiL 9.9 mol/L,TP 70.2 g/L,ALB 42.9 g/L,GLOB 27.3 g/L,A/G 1.57。

诊断:胁痛(肝胆郁滞、湿热壅阻证)。

治法:辛散泻邪,疏肝利胆。

处方：用小柴胡汤加味。柴胡 10 g,法半夏 10 g,党参 15 g,甘草 10 g,黄芩 10 g,神曲 10 g,丹参 15 g,丹皮 10 g,煅龙骨 25 g,煅牡蛎 25 g,郁金 15 g,连翘 15 g,薏苡仁 30 g,杏仁 10 g,败酱草 15 g,白花蛇舌草 15 g。14 剂,每日 1 剂,水煎取汁,分 2 次服。

二诊：2018 年 4 月 27 日。

患者诉咽干口苦、颈肩不适、胸闷恶心等症若失,精神、睡眠好转,仍有躁急胁痛,食后腹胀,便滞不爽,小便黄等,舌质暗红,苔薄黄,根部略厚,脉弦细。复查肝功能：ALT 86 U/L, AST 72 UL, ALP 74 U/L, GGT 90 U/L, TBiL 23.6 mol/L, DBiL 15.7 mol/L, IBiL 7.9 mol/L, TP 73.2 g/L, ALB 47.1 g/L, GLOB 26.1 g/L, A/G 1.80。此为药后邪气渐去,肝胆郁滞欲解,而脏气未平,立扶正祛邪法,行辛散甘缓之治,方以小柴胡汤合逍遥散方加味。

处方：柴胡 10 g,法半夏 10 g,当归 10 g,炒白芍 15 g,党参 15 g,甘草 10 g,黄芩 10 g,神曲 10 g,丹参 15 g,丹皮 10 g,煅龙骨 25 g,煅牡蛎 25 g,忍冬藤 15 g,枸杞子 10 g,酸枣仁 10 g,连翘 15 g,薏苡仁 30 g,败酱草 15 g,白花蛇舌草 15 g。14 剂。

三诊：2018 年 5 月 12 日。

诉精神睡眠如常,口中和,间有胁肋隐痛,食后腹胀,大便黏滞,舌质淡暗,苔薄黄,脉弦细。复查肝功能:ALT 58 U/L,AST 50 U/L,ALP 75 U/L,GGT 62 U/L,TBiL 18.3 mol/L,DBiL 11.6 mol/L,IBiL 6.7 mol/L。此为药后脏气渐复,而余邪未尽,续以二诊方出入月余。

四诊:2018年6月29日。

诉右胁偶有隐痛,劳累后稍甚,他症悉除,复查肝功能:ALT 42 U/L,AST 48 U/L,ALP 68 U/L,GGT 48 U/L,TBiL 16.3 mol/L,DBiL 7.6 mol/L。病获效,嘱其避劳累,节饮食,调精神,定期复诊。

**案 6**

林某,男,45岁。

初诊:2017年7月12日。

患者2月前因胸胁及身背胀痛,口苦咽干,身倦腹胀,肝功能异常,在武汉某医院诊断为慢性乙型肝炎、脂肪性肝炎。于门诊以护肝降脂药物治疗,效果欠佳,医师建议其服用抗乙肝病毒药物,患者碍于西药的不良反应而求治中医。

刻诉:右侧胸胁不适,身背胀痛,口苦咽干,躁热汗出,两侧耳鸣,消谷易饥,食则腹胀,身倦肢软,颜面黯红,唇边口角浊沫,舌质暗红,苔中后部黄腻,脉濡数。辅助检查:HBsAg(+),HBeAb(+) HBcAb(+),HBV-DNA $3.36 \times 10^3$ U/mL,ALT 120 U/L,AST 97 U/L,

ALP 60 U/L,GGT 120 U/L,TBiL 18.5 mol/L,DBiL 8.6 mol/L,TP 73.2 g/L,ALB 47.1 g/L,GLOB 26.1 g/L,A/G 1.80,CHOL 6.27 mmol/L,TG 3.05 mmol/L。B超提示中度脂肪肝。

中医诊断：胁痛（湿热相火壅滞三焦、清气下陷、浊气上乘、清浊相干证）。

西医诊断：慢性乙型肝炎,脂肪肝。

治法：补脾升阳以畅三焦,清热降浊以泻相火。

处方：补脾胃泻阴火升阳汤加减治疗。黄芪15 g,党参15 g,甘草10 g,石膏30 g,苍术10 g,羌活15 g,升麻6 g,柴胡6 g,黄芩15 g,黄连3 g。7剂,每日1剂,早晚分服。

复诊：2017年9月12日。

诉服药后口干口苦、易饥腹胀、躁热汗出、耳鸣响等症得缓,仍感胁胀及背,食后腹胀,身困倦,大便稀溏。查舌质暗红,中根部黄腻苔渐化,脉濡。此为中气渐复,而湿热相火胶结,气机乖逆未除。以益气降火、利湿清热为治,方选调中益气汤加味。

处方：黄芪15 g,党参15 g,甘草10 g,升麻6 g,柴胡15 g,苍术15 g,桔梗6 g,炒黄柏6 g,石菖蒲10 g,砂仁5 g,木香6 g。7剂。

三诊：2017年9月20日。

诉服药后胁腹及身背胀痛消失,口中和,大便已成形,耳鸣耳聋、身倦等症明显减轻,舌上黄苔已除,中根部苔厚。药属对症,复以调中益气汤出入月余。

四诊:2017年10月20日。

诉劳累后右胁偶有不适感,他症悉除,复查实验室指标:ALT 45 U/L,AST 50 U/L,ALP 68 U/L,GGT 56 U/L,TBiL 15.3 mol/L,DBiL 6.6 mol/L,CHOL 5.28 mmol/L,TG 2.12 mmol/L。嘱其节饮食,调精神,定期复诊。

## 参考文献

[1] 叶天士.临证指南医案[M].上海:上海科学技术出版社,1991:93.

[2] 朱震亨.金匮钩玄[M].北京:人民卫生出版社,1980:2.

[3] 唐容川.血证论[M].太原:山西科学技术出版社,1996:8-9.

[4] 张锡纯.医学衷中参西录[M].太原:山西科学技术出版社,2009.

[5] 邵冬珊,蒋满红,姚欣.从三焦湿热相火论治慢性肝病的体会[J].中国中医药现代远程教育,2014,12(22):138-140.

[6] 潘志恒,赵志新.慢性肝病中西医结合治疗学[M].北京:人民卫生出版社,2009.

[7] 李东垣.脾胃论[M].北京:中国医药科技出版社,2007:31.

[8] 邵冬珊.慢性肝病胁痛从肝论治验案举隅[J].中西医结合肝

病杂志,2012,22(6):368.

[9] 程国彭.医学心悟[M].北京:科学技术文献出版社,2003:126.

(徐建良 邵冬珊 李晓东)

# 多方位辨证　多角度施治
——赵文霞教授辨治胁痛经验撷英

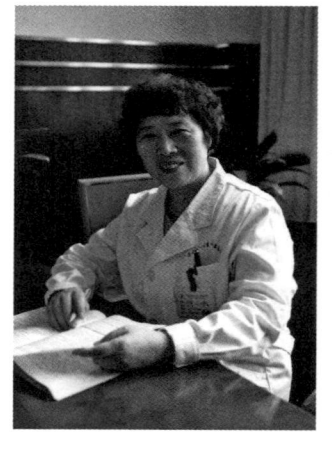

赵文霞（1956—），女，河南西平县人。主任医师，教授，博士生导师，第五批全国老中医药专家学术经验继承工作指导老师，首届中医药高等学校教学名师，河南省首届名中医。

1973 年高中毕业后，下乡接触医学，学习针灸、中医验方，验之有效。1983 年河南中医学院毕业后留校，兼顾教学与临床工作。1989 年至河南中医学院第一附属医院消化内科工作，先后师从国医大师张磊教授及著名中医肝胆病专家李普教授。始终坚持读经典、跟名师、做临床。提出胁痛发生主要与饮食、情志、体质、原发疾病有关，辨证强调辨别胁痛虚与实、气与血、左与右,治疗在中医辨证论治、辨证施护基础上,强调西医原发疾病治疗、内治外治法相结合,同时重视情志致病、饮食致病理念,以求身心同治、辨证施膳。既要解决当前胁痛症状,又要尽量减少远期胁痛的发生。

先后发表学术论文 160 余篇,主编和参编著作 21 部(其中教材 9 部),获发明专利 2 项,获省部级二等奖 7 项、三等奖 1 项。先后主持国家级课题 9 项,省部级课题 8 项,其他课题 8 项。先后共培养博士研究生 5 名,硕士研究生 66 名。

兼任中华中医药学会肝胆病分会副主任委员、脾胃病分会副主任委员,世界中医药联合会消化病分会副会长,中国医师协会中西医结合分会消化病专家委员会副主任委员,中国民族医药学会肝病分会副会长。2002 年被评为河南省优秀专家,2004 年被评为河南省劳动模范(先进工作者),2007 年被遴选为全国优秀中医临床人才,2009 年被命名为河南省名中医,2013 年起享受国务院政府特殊津贴,2016 年被评为中医药高等学校教学名师。

## 一、胁痛的概念源流

胁,是指侧胸部,为腋以下至第十二肋骨部的总称。胁痛是指以一侧或两侧胁肋部疼痛为主要表现的病证,又是患者的一种自觉症状，在临床上比较多见。

有关胁痛的最早记载见于《足臂十一脉灸经》，其言足少阳脉络行于胁部，病于经络则胁痛。而胁痛之病名，始见于《内经》，如《素问·缪刺论》云："邪客于足少阳之络，令人胁痛不得息。"《素问·脏气法时论》云："肝病者，两胁下痛引少腹，令人善怒。"同时，《内经》中也有肬胁痛、季胁痛、胸胁痛及胁下痛的称法。

东汉时期，张仲景对胁痛有进一步的认识，其在《伤寒论》中结合《内经》的观点，提出"胸胁苦满""胁下痞硬""胁下硬满"等胁痛的症状。《金匮要略》中的"腹满病"篇称胁痛里急，"痰饮病"篇阐述痰饮停于胁下而引起的疼痛，此虽未明确提出痰饮胁痛，但有"胸胁支满"等的描述。后世医家不断对理法方药补充衍变，又提出了悬饮胁痛、停饮胁痛等。东汉末年华佗《华氏中藏经》丰富了胁痛的症状，描述其为"胁下坚痛"。

隋唐医家在《内经》的基础上，对胁痛的病因病机及临床特征又有了进一步的认识。如《诸病源候论·腹痛诸候·胸胁痛候》言："胸胁痛者，由胆与肝及肾之支脉虚，为寒所乘故也……此三经之支脉并循行胸胁，邪气乘于胸胁，故伤其经脉。邪气之与正气交击，故令胸胁相引而急痛也。"指出胁痛的发病脏腑主要与肝、胆、肾相关。又如《备急千金要方》专设"肝胆篇"，且在病因上提出肝实热和肝虚寒两方面,此时,出现了"两胁下痛""胁下坚满"等词语。

宋金时期,众多学术流派形成,百家争鸣。宋代严用和在《济生方·胁痛评治》中认为胁痛的病因主要是由于情志不遂所致,并首次提出左胁痛、右胁痛,"夫胁痛之病……肝脏既伤,积气攻注,攻于左,则左胁痛;攻于右,则右胁痛;移逆两胁,则两胁俱痛"。金代张子和《儒门事亲》中用"两胁刺痛"描述。元代以前,胁痛多以部位和症状命名。

明清时期医家对胁痛有了更加丰富的认识。如张景岳在《景岳全书》中指出胁痛的病因主要与情志、饮食、房劳等关系最为紧切,并将胁痛分为外感与内伤两大类。如《景岳全书·胁痛》曰:"胁痛有内伤外感之辨,凡寒邪在少阳经……然必有寒热表证者方是外感,如无表证,悉属内伤。但内伤胁痛者十居八九,外感胁痛则间有之耳。"《证治汇补·胁痛》对胁痛的病因和治疗原则进行了较为全面系统的描述,曰:"因暴怒伤触,悲哀气结,饮食过度,风冷外侵,跌仆伤形……或痰积流注,或瘀血相搏,皆能为痛。至于湿热郁火,劳役房色而病者,间亦有之。""治宜伐肝泻火为要,不可骤用补气之剂,虽因于气虚者,亦宜补泻兼施……故凡木郁不舒,而气无所泄,火无所越,胀甚惧按者,又当疏散升发以达之,不可过用降气,致木愈郁而痛愈甚也。"清代尤怡《金匮翼》中谈到"肝郁胁痛""肝虚胁痛""肾虚胸胁痛""肝火胁痛""污血胁痛"。这一时期胁痛主要以病因病机命名。

在经历了漫长的继承与发展过程后,对于胁痛的认识不断充实,从症状、病因病机,到病名确定及治则、治法的完善。但鉴于历史和科学的局限性,仍存在诸多不足,需要不断补充。现今所指的胆结石、胆囊炎属于胁痛的范畴。但胁痛是临床的常见病证,还可见于急慢性肝炎、肝硬化、胆道蛔虫病、肋间神经痛等。

## 二、胁痛的病因病机

赵文霞教授认为该病病因复杂,饮食所伤、情志失调、水质异常、久病耗伤是发生胁痛的主要病因,尤以饮食关系最为密切。

**1. 饮食失调,湿热内生,郁于肝胆,疏泄失司**

患者平素恣食膏粱肥甘厚味或饥饿无常,饮食无规律,不吃或少吃早餐,日久损伤脾胃,久之脾胃虚损,影响脾胃正常运化,运化失职,不能升清降浊,湿热蕴生,内结于肝胆,导致肝失疏泄,胆失中清,肝胆疏泄失常,引起胁痛。

## 2. 水质异常，引发结石

赵文霞教授在临床中发现，胆结石患者有地区聚集现象，如河南省信阳、南阳、平顶山三个地区胆结石患者明显多于河南省其他地区，此三市多为山区，饮用水中含有矿物及杂质过多，因此认为水质异常也是胆石症形成的重要原因。如果饮用水中含氟过多会抑制肾小球功能，促进肠道钙离子吸收，血清中钙离子升高，超出体内钙的转化能力，在胆道内淤积，并与体内胆固醇结合，形成胆结石。如有饮用生水习惯或饮用被污染的水，易引起肠道细菌逆行感染胆道，导致胆道黏膜分泌功能紊乱、运动功能障碍，胆汁淤积，引发胆石症。

## 3. 情志失调，肝失疏泄，肝郁胁痛

肝性喜条达，主调畅气机。因情志失调使肝失条达，疏泄不利，气阻络痹，引起肝郁胁痛。正如《金匮翼·胁痛统论·肝郁胁痛》云："肝郁胁痛者，悲哀恼怒，郁伤肝气。"

## 4. 久病耗伤精血，脉络失养

久病失治，耗伤精血，导致精血亏虚，肝阴不足，血不养肝，脉络失养，拘急而痛。

无论哪种病因导致的胁痛，其病位均在肝胆，涉及脾肾，为虚实夹杂、本虚标实之证。本虚临证可见肝血虚、肝肾阴虚之证；标实即气滞、血瘀、湿热等，其病理产物又

是新的致病因素，最终导致虚实夹杂。

## 三、宝贵的临证经验

### 1. 辨证分清虚与实

赵教授认为对于胁痛的辨证主要要分清虚与实。其中虚证又分阴虚与血虚。实证分为气滞、血瘀、湿热之证。实证胁痛多病程短，来势急，症见疼痛较重。其中气滞胁痛者多表现为胀痛，疼痛走窜不定，多伴有情绪烦躁、低落，或嗳气频作，脉弦等症，治疗以疏肝理气止痛为主。血瘀胁痛者多表现为刺痛，痛有定处，痛处拒按，入夜痛甚，可伴有胁肋下积块，舌质紫暗，脉象沉涩等，治疗以活血通络止痛为主。湿热胁痛者多表现为重着疼痛，多伴有口苦口黏，恶心，大便不爽，舌红苔黄腻，脉弦滑数等，治疗以清利肝胆湿热为主。虚证胁痛其痛隐隐，绵绵不休，病程长，来势缓。其中阴虚胁痛者多伴有口干咽燥，心中烦热，腰膝酸软，舌红少苔，脉细数等，治疗以养阴柔肝止痛为主；血虚胁痛多伴有乏力困倦，头晕目眩，纳呆等血虚之象，治疗以补气养血为主。

### 2. 治疗需论气与血

左留血，右气郁。胁痛，自古以来诸家有左、右、血、气之辨，谓肝位于左而藏血，肺位于右而藏气，故胁痛在左者为血积,胁痛在右者为气郁。《医碥》言:左胁痛多属留血,或胁下有块;右胁痛多气郁,气郁则痰亦停。强调"治者须分左右,审虚实"。因此在临床诊治胁痛过程中,赵文霞教授根据胁痛部位确定治血与治气。胁痛在左者,着重破血,治疗时多用活血化瘀之品,如丹参、川芎、郁金等。胁痛在右者,着重破气,治疗时多用枳壳、厚朴、柴胡等疏肝理气之品。但同时也指出"左血右气,亦难泥定",临证应灵活掌握,不可偏执。

**3. 细节着手抓关键**

正如张仲景在《伤寒论》中对于柴胡汤证所述"但见一证便是,不必悉其"。赵教授认为临床上许多患者的临床症状较少,甚至除胁痛外无任何其他相关症状,辨证时须从细节、病机理解上着手,抓住关键的能代表病机的重要细节症状体征进行辨证即可,如胁胀痛,兼情绪烦躁、低落,嗳气频作,脉弦,有一种以上者,即可考虑辨证为肝郁气滞证;胁痛,以刺痛为主,兼见胁下积块,或舌质暗,或舌下络脉瘀曲,或脉涩,有一种以上者,辨证可考虑瘀血阻络证。

**4. 内病外治法并举**

(1) 耳穴压豆法。《灵枢·口问》云:"耳为宗脉之所聚。"耳穴压豆可通过刺激各脏腑相应穴位,增加对应经脉气血的流通,从而调整脏腑,治疗疾病。赵教授认为对患者的胆、肝、十二指肠、神门、交感、大肠、脾、胃等各反应区中最敏感点进行耳穴埋豆按压,有利于帮助患者缓解症状,且操作方便。其操作方法:将带有王不留行的胶布贴于胁痛患者的耳穴中,嘱患者每日3餐后进行适度、反复按压,每次不少于20次,以耳郭有发热感及轻微疼痛感为宜。

(2)穴位埋线法。穴位埋线是以线代针,通过对相应穴位产生持久性刺激以达到治疗作用的方法,临床运用方便。赵教授认为对日月、期门、太冲穴、阳陵泉、肝俞、胆俞等穴位进行埋线,有外散肝胆湿热和利胆的功效,可使肝的疏泄功能及胆排泄胆汁的功能趋于正常。埋线方法:将人体可吸收的载体羊肠线植入相应的穴位,肠线在体内软化、分解、液化和吸收时产生持久有效的"针感效应"。

(3)针灸疗法。赵教授认为胁痛者,给予针刺能缓解疼痛,促进胆囊收缩。体针以肝经、胆经、脾经穴位为主,选取日月、期门、肝俞、胆俞为主穴,阳陵泉、丘墟、胆囊点、太冲为辅穴。疼痛连及背部者,配膈俞;肝胆湿热者,加合谷、太冲;便秘者,配中脘、天枢、足三里等。

## 5. 中西并重治标本

因胆结石是临床引起胁痛的主要疾病,赵教授在临床辨治胆结石引起胁痛时多会根据胆结石性质、大小、位置、胆囊收缩功能来制定相关治疗方案，做到有的放矢，如不适合药物治疗则建议患者及时手术，避免贻误治疗时机。

（1）辨结石性质。赵教授临证借助彩色超声检查制订中医辨证要点，根据结石显影明亮与否辨别钙盐结石及胆固醇结石。若见胆固醇结石，多采用中药"溶"石类汤剂；若为钙盐结石，多采用排石类汤剂。临床若见泥沙型充满型结石，且胆囊壁增厚，还应警惕癌变可能。

（2）辨结石大小。胆管内径最宽为 12 mm，若胆结石超出胆总管内径，则不能强行排石，否则易造成胆总管损伤。赵教授针对此类患者常采用溶石法，或建议患者选择外科手术治疗。若胆结石直径＜12 mm，可根据结石性质，制订中药汤剂溶石或排石的治疗方案。

（3）辨结石部位。若结石位于胆总管口，应采用排石类汤剂以加强排石；若位于胆囊底部，则排石效果欠佳，应选用溶石类汤剂。

（4）辨胆囊收缩功能。患者行胆囊收缩功能试验，若提示胆囊收缩功能良好，则治疗效果好，预后佳。若提示胆囊收缩功能低下，则给予疏肝利胆的药物帮助其恢复。同时，患者应定期检查彩超及胆囊收缩功能等，观察治疗效果，随时调整治疗方案。

## 6. 重视情志，身心同治

中医学历来重视情志因素在发病中的作用，成书于2 000多年前的中医经典著作《素问·举痛论》中就有记载，"怒则气上，喜则气缓，悲则气消，恐则气下，惊则气乱，思则气结"。金元四大家之一的朱丹溪在《丹溪心法·六欲》中也说，"气血冲和，百病无生，一有怫郁，诸病生焉"，强调情志因素在发病中的重要作用。赵文霞教授认为，肝胆疾病与情志的关系尤其密切，肝为将军之官，体阴而用阳，喜条达而恶抑郁。现代社会竞争激烈，压力增大，情志不遂，易致肝郁。胆依附于肝，由肝的精气转化，胆汁的排泄有赖于肝气的条达通畅，肝气郁结易致胆郁不畅而发为胁痛、胆石、胆胀。因此，在诊治肝胆疾病时，重视调整情志因素，心理疾病与机体疾病同时治疗，常可起到事半功倍的效果。在治疗中，首先要注意对抑郁个体的辨识。此类患者多性格敏感，承受力差，发病常常有一定的触发事件，医生要善于发现此类患者，善于引导其倾诉病情，必要时配合心理测试。第二，要努力做好患者的情绪疏导工作。此类患者往往性格比较执拗，固执己见，医生要有高度的责任心和爱心，耐心地给患者讲解病情，这个过程虽然缓慢困难，但是一旦取得其的理解和配合，疗效往往较单纯的药物治疗更为显著和稳固。第三，应善于运用调节情志药物。以情志因素为主，或伴情志因素而发病者,在开始治疗阶段,赵教授往往从整体着眼,采用调和的方法,使各脏腑功能重新恢复到协调平衡状态;病情巩固阶段,往往嘱咐患者,常服用调节情绪中成药,如逍遥丸、解郁丸等,或嘱患者常用一些食疗方,如莲子百合粥等,此时患者对自身病情已有正确认识,心结已解,承受调节能力增强,往往疗效比较理想。个别遇事复发者,也能积极配合治疗,病情常可快速被控制。

同时赵教授根据多年临床经验,结合传统导引养生的理论,在中国古代健身术八段锦基础上,改良创立了一套简单易学、功效显著的健身方法——疏肝健脾养胃操。"经之所过,病之所主",疏肝健脾操由八个步骤构成,动作连绵柔和、松弛有度,根据经络循行路线,拍打、刺激相关穴位,达到疏肝理气、健脾和胃、通经活络的功效,可改善由肝气郁结、脾失健运而引起的两胁胀痛、不思饮食、腹胀肠鸣、大便溏稀等症状,达到治病健身的目的。该操已获国家专利,由河南电子音像出版社正式出版发行。

### 7. 药物饮食相结合

(1) 定期脂肪餐。赵教授通过多年临床治疗胆石症的经验及临床观察认为:不吃早餐,胃内长期没有饮食摄入,胆汁分泌减少,可导致胆囊收缩功能下降。故建议患者在服药期间每隔3日进食1次脂肪餐,可使胆囊在短时间内强力收缩,促进胆道里大量胆汁冲出。

（2）饮食调护。赵教授认为胆石症的调护重在饮食：①低脂肪饮食，减少脂肪食物的摄入，如肥肉、油炸食物、动物内脏、蛋黄等。②饮食规律，重视早餐。早餐可刺激胆汁的排泄，有利于预防胆结石的发生。③多摄入利胆及预防胆结石形成的食物，如黑木耳、核桃、南瓜等。黑木耳对胆结石有显著的化解功能；核桃富含亚油酸，可降低胆汁中胆固醇浓度，阻止胆石形成。④减少矿物质水及生水的摄入，尽量饮用纯净水；可每日煮鸡内金水代茶饮以利胆排石。

### 8. 善用药对巧配伍

赵教授临床诊病中，总结出7组药对应用于胁痛的治疗，配伍精妙，倍增疗效。

（1）柴胡-枳壳：疏肝解郁，行气消积。适用于肝郁气滞，症见胁肋胀痛，情志抑郁者。柴胡性善条达肝气，疏肝解郁，枳壳性善行气滞以止痛消积，两者配伍，使气得行，滞得通，积得散。

（2）延胡索-川楝子：疏肝泄热，活血止痛。适用于肝郁化火，症见胁肋疼痛，口干、口苦、舌红苔黄、脉弦数者。延胡索行血中之气滞，气中血滞，专治一身上下诸痛；川楝子入肝经，行气滞，止肝痛。二者组为"金铃子散"，使气行血畅，疼痛自止。

（3）郁金-丹参：疏肝解郁，活血祛瘀。适用于气滞血瘀,症见胁肋胀痛,舌质紫暗,舌下静脉增粗、曲张者。郁金入气分以行气,丹参入血分以活血,两者一行一散,相互促进,共奏理气活血之效。

（4）当归-白芍：养血敛阴,柔肝止痛。适用于肝血亏虚,症见两胁隐痛,四肢挛急,口燥咽干,乳房胀痛者。当归养血和血,白芍养血敛阴,柔肝缓急,二者相伍,使血和则肝和,血充则肝柔。

（5）枸杞子-女贞子：滋补肾阴,平补肝血。适用于肝肾阴虚,症见两胁隐痛,腰膝酸软,两目干涩者。枸杞子为平补肾精肝血之品,女贞子善补益肝肾之阴,二者均入肝、肾经,滋养精血,以固本培元,扶正抗邪。

（6）佛手—甘松：疏肝解郁、理气止痛。适用于肝郁气滞、肝胃不和,症见胁肋胀痛,情志抑郁者。佛手味辛、苦,性温,入肝、脾、胃、肺经,具有疏肝解郁、行气止痛之效,善治肝郁气滞及肝胃不和之胸胁胀痛等。甘松味辛、甘,性温,归脾、胃经,其味辛行气,芳香醒脾,性温散寒,故能行气消胀,开郁醒脾,散寒止痛,既可治寒凝气滞之脘腹胀痛、不思饮食等症,又可治疗气机阻滞之胸闷腹胀、纳呆食少。

（7）海金沙—金钱草：利胆退黄止痛。适用于肝胆湿热,症见胁肋重着疼痛,口苦口黏,恶心,大便不爽,舌红苔黄腻者。金钱草甘、咸,微寒,归肝、胆、肾、膀胱经,具有利湿退黄功效,用于湿热黄疸,胆胀胁痛等;海金沙味甘、咸,性寒,具有清利湿热止痛之效。二者合用以清利肝胆湿热止痛。

## 四、独特的治法方药

赵教授临床治疗胆结石引起的胁痛时有自己的独特经验,她根据胆结石性质、大小、位置及胆囊收缩功能,判定是否需要溶石或者排石,制订了溶石或排石的基本方,并根据患者的临床症状进行加减用药,临床效果显著。

对于胆石症适合溶石者多采用自拟加味柴胡四金汤为基础方,以疏肝气、利胆气、降胃气,肝胆同治,条达气机,以达溶石之效,获得了显著疗效。加味柴胡四金汤为小柴胡汤、四金汤合方加味组成,药物组成:醋北柴胡6 g,炒白芍15 g,党参片15 g,清半夏15 g,黄芩10 g,黄连10 g,焦麦芽30 g,焦山楂30 g,焦神曲30 g,海金沙10 g,金钱草15 g,郁金15 g,鸡内金10 g。方中醋北柴胡为君药,入肝胆经,疏泄少阳之邪。臣以黄芩清泄少阳之热。柴胡与黄芩一散一清,同解少阳之邪。佐以白芍养肝柔肝,党参扶正以祛邪,清半夏、黄连平调寒热,焦三仙消食和胃,郁金重于疏肝,海金沙、金钱草、鸡内金利胆清热、克化胆石。现代药理研究证实:柴胡皂苷具有改善肝功能、保肝降脂、利胆的作用。海金沙中含有的香豆酸可促进胆汁分泌，抑制草酸钙结石的形成。金钱草可通过保护肝细胞、促进胆汁酸分泌、增加非结合胆红素的溶解，促进胆汁分泌，降低胆汁中的胆汁酸水平，阻止结石产生。

对于适合排石的患者，赵教授常用加味大柴胡汤为基础方。加味大柴胡汤药物组成：醋北柴胡12 g，生大黄（后下）6 g，炒黄芩12 g，炒枳实15 g，木香15 g，郁金10 g，白芍30 g，金钱草30 g，鸡内金15 g。方中柴胡、黄芩为君药，疏肝利胆，清泄郁热，利湿解毒。臣以大黄能攻能泄，既泄热又化瘀；枳实、大黄合用，行气消痞。佐以郁金活血祛瘀解毒；金钱草、鸡内金疏通肝胆气机，化瘀祛浊。肝体阴而用阳，故以柴胡、枳实、木香共用，疏肝气，利胆；白芍养肝阴。诸药合用，共奏疏利肝胆、内泻热结、行滞排石之效。

兼症加减：热象突出者，加茵陈蒿、鸡骨草、山栀子等；气机郁滞甚者，加木香、香附；疼痛者，加延胡索、川楝子等；大便干结者，加大黄、麻子仁等；血瘀之象明显者，加丹参、赤芍等。治疗时可酌情加用酸甘化阴、缓急止痛之品，如炒白芍、炙甘草、乌梅等，以利于缓解疼痛，促进结石排出。

## 五、验案举隅

### 案1
祁某,男,58岁,退休。

初诊:2013年10月22日。

主诉:右胁胀痛2日余。

现病史:2日前饮酒、进食油腻后出现右胁胀痛,进食后加重,恶心呕吐,呕吐物为胃内容物及胆汁,腹部超声检查提示胆囊结石,胆囊炎。就诊于赵教授处。刻下右胁胀痛,严重时疼痛连及右侧背部,厌油腻,恶心欲呕,口干口苦,大便干,2日未行,小便黄。

个人史:饮酒史20余年,每次半斤白酒,平均每周1~2次。

查体:舌质红,舌苔黄乏津,脉弦数。体温38 ℃,右上腹压痛,无反跳痛。余无阳性体征。

辅助检查。血常规:白细胞$12.7 \times 10^9/L$,中性粒细胞百分比86%,血小板$182 \times 10^9/L$。腹部超声:胆囊泥沙样结石,胆囊体积大(大小120 mm×74 mm,壁厚7.6 mm),急性胆囊炎。

中医诊断:胁痛(湿热蕴结证)。

西医诊断:胆囊结石并急性胆囊炎。

治法：清热利胆，通腑泻浊。

处方：大柴胡汤合四金汤加减。柴胡 15 g，黄芩 12 g，大黄（后下）15 g，枳实 12 g，姜厚朴 10 g，芒硝（冲服）20 g，姜半夏 9 g，鸡内金 15 g，郁金 15 g，金钱草 30 g，海金沙 15 g，赤芍 15 g，生姜 3 片，大枣 5 枚。3 剂，水煎服，日 1 剂，分 2 次饭后温服。

同时予查血细菌培养＋药敏，给予头孢哌酮舒巴坦肌注抗感染治疗。

二诊：2013 年 10 月 25 日。

患者体温复常，恶心欲呕消失，右助胀痛、口苦减轻，纳食改善，大便稀，日行 2 次，小便黄。舌质红，舌苔黄厚，脉弦。复查血常规复常。上方去芒硝，7 剂。抗生素继用满 1 周停药。

针刺：期门、太冲、支沟、足三里、阳陵泉、胆俞，泻法，留针 20 分钟，每日 1 次。

三诊：2013 年 11 月 1 日。

患者诸症消失，舌淡红，苔薄黄，脉弦。上方加减化裁服药 2 周，复查彩超，胆囊结石完全消失，胆囊体积复常，病告痊愈。

按：本案属中医"胁痛"范畴。赵教授认为，饮食失常是其主要原因。患者过食膏粱厚味，酗酒，均可致湿热中阻，肝胆疏泄失常，炼胆内精汁为砂石。同时，结合彩超显示胆囊泥沙样结石，故此患者治疗以排石为主。同时胆为六腑之一，腑以"通"为顺，清利肝胆、通腑泻浊，有利于胆汁排泄，治疗胆道感染。胆道感染多表现为寒战、高热、黄疸、右胁疼痛、呕吐、大便干结等症，此与中医少阳阳明合病之证类似，故治疗以大柴胡汤为主方和解少阳，内泻热结。大柴胡汤中以柴胡为君，黄芩为臣，君臣配伍和解少阳，清利肝胆湿热；大黄、枳实相配内泻阳明热结，通腑行气泄浊，白芍柔肝缓急止痛，以助柴胡、黄芩清利肝胆，半夏、生姜和胃降逆止呕，大枣调和脾胃以和诸药；加芒硝增强通腑泄浊功效，加鸡内金、郁金、金钱草、海金沙加强清热利胆功效。同时予以针刺治疗调节肝胆经气，利胆排石。内外同治，提高疗效。

胆囊炎急性期合理使用抗生素是本病治疗成功的关键之一。建议及时留取血液标本及胆汁标本进行细菌培养，根据药敏结果针对性选择抗生素治疗。在细菌培养结果出现前，先根据经验使用抗生素。

此外，还需强调重视生活调摄，尽量低脂饮食，少食多餐高脂饮食，2~3日进食一次高脂饮食，增加胆汁分泌，增加胆囊内压力，促进胆汁排泄，有利于排石。

## 案2

王某，女，27岁。

初诊：2018年2月2日。

主诉：反复发作性右上腹胀痛不适半月余，加重2日。

现病史：患者半个月前进食油腻晚餐后出现上腹部胀痛不适，无恶心、呕吐，未见明显腰背部放射痛，无寒战发热,自服护胃药物(具体不详)后稍缓解,未正规就医治疗,后多次进食油腻。2 日前右上腹胀痛加重,无恶心、呕吐、发热、寒战,于某医院行腹部彩色超声检查提示胆囊底部多发结石(最大者 7 mm×6 mm)及胆囊肿大,胆囊功能试验提示胆囊收缩功能尚可。患者拒绝手术治疗。

刻诊:右上腹胀痛甚,向右肩放射,伴脐周胀满,嗳气频,口干,口苦,纳可,眠差,小便黄,大便可。

查体:右上腹压痛阳性,余无阳性体征。舌质暗淡,苔黄腻,舌下脉络稍显露,脉弦滑。

中医诊断:胁痛病(肝胆湿热证)。

西医诊断:胆囊多发结石。

治法:疏肝利胆,清热利湿。

处方:加味柴胡四金汤。醋柴胡 6 g,炒白芍 15 g,枳壳 10 g,黄芩 10 g,党参 15 g,清半夏 15 g,焦麦芽 30 g,焦神曲 30 g,焦山楂 30 g,海金沙 15 g,金钱草 15 g,郁金 15 g,鸡内金 10 g,茯苓 15 g,丹参 15 g,檀香 10 g,砂仁 6 g,厚朴 10 g,海螵蛸 30 g。14 剂,每日 1 剂,水煎服。

嘱患者于每日 3 餐后适度按压耳穴 15 次。饮食清淡,忌食辛辣。

二诊:2018 年 2 月 16 日。

患者右上腹偶有胀满疼痛,脐周胀满消失,纳可,夜眠改善,大便稍溏,小便调,舌质暗淡,苔薄白,舌下脉络稍显露。复查腹部彩超示：胆囊内少量结石（最大者 4 mm×2 mm)）。

处方：在上方基础上改鸡内金为 15 g，加炒白术 15 g，继服 21 剂。

三诊：2018 年 3 月 1 日。

患者无明显不适。复查 B 超示：胆囊内少量结石（1.1 mm×1.2 mm)。

处方：上方继服 14 剂。后改为口服胆宁片每次 3 片，每日 3 次，餐后口服，连服 1 个月以巩固疗效。同时嘱患者平素适量运动，合理饮食。随访 2 年，未再发作。

按：本例患者因嗜食油腻，湿热内生，发为结石。结石为有形之邪，易阻滞气机，胆腑气机不利，不通则痛，故右上腹胀满疼痛。木气郁则土气郁，脾胃失于和降，则脐周胀满、嗳气。患者彩超提示胆囊底部多发结石，胆囊功能试验提示胆囊收缩功能尚可，结石体积大，排石风险较大，故以溶石为主，给予加味柴胡四金汤。方中柴胡性平，禀少阳生发之气，故为少阳之主药。白芍味酸，能柔肝泻胆，与黄芩同用，为赵教授清利肝胆湿热的常用药对组合。枳壳行气散痞，有较强的利胆作用。党参和茯苓、半夏和焦三仙为健脾和胃的常用药对组合。半夏、厚朴性温，力能下达，为和胃除满之要药。四金汤为临床常用验方，疏肝利胆效果显著。因患者舌下络脉稍显，考虑气病及血，故合用丹参饮以气血同治。加用海螵蛸制酸止痛。全方药虽平平，然冶数方于一炉，疗效甚好。患者因饮食发病，故治病求本，嘱其调节饮食习惯。二诊时，患者诉大便稍溏,故加用炒白术以加强健脾益气之效。鸡内金用量较前增加,以加强化积消石之力。三诊时胆结石基本消失,嘱患者继服中成药以巩固疗效,并合理饮食。

## 案3

袁某某,男,48岁。

初诊:2012年10月5日。

主诉:间断两胁刺痛2年。

现病史:2年前劳累后出现两胁刺痛,左胁下积块如鸡蛋大,固定不移,乏力,在当地医院诊断为乙肝肝硬化、脾大,间断予以鳖甲煎丸等药口服,症状时作时止。

刻诊:两胁刺痛,胁下积块,按之较硬,固定不移,饮食减少,体倦乏力,二便正常。

既往史:有慢性乙肝病毒携带史20余年。

辅助检查。乙肝五项 HBsAg、HBeAb、HBcAb(+)。HBV-DNA:$1.03\times10^6$ U/mL。肝功能:TBiL 38 μmol/L,ALB 31 g/L,CHE 1.2 U/L。血常规:WBC $2.3\times10^9$/L,PLT $21\times10^9$/L,Hb 103 g/L。上腹部彩超示:肝硬化、脾大(厚47 mm,长136 mm)。

查体:面黯消瘦,颈部及胸部散见赤丝红缕,赤掌可见,胸腹部青筋暴露,左胁下积块固定不移,舌质暗,有瘀点,舌下脉络迂曲呈结节状,舌体大,脉细涩。

中医诊断:胁痛(气滞血瘀证)。

西医诊断：肝炎肝硬化，乙型、代偿期、活动性。

治法：行气活血，祛瘀软坚。

方药：当归10 g，川芎15 g，赤芍30 g，牡丹皮15 g，枳壳15 g，香附10 g，延胡索15 g，水红花籽10 g，鳖甲10 g，䗪虫10 g，穿山甲5 g，煅牡蛎30 g，党参15 g，炒白术15 g，茯苓15 g，海螵蛸30 g，炙甘草6 g，鸡内金15 g。7剂，水煎服，每日一剂，早晚分服。

同时予口服拉米夫定片，100 mg每日1次。

二诊：2012年10月12日。

患者自觉两胁疼痛稍减轻，仍纳差，舌脉同上。在上方基础上加炒麦芽15 g。14剂。

三诊：2012年10月26日。

患者两胁疼痛明显减轻，饮食、体倦乏力改善，舌质暗减轻，瘀点减少，脉细涩。在上方基础上去海螵蛸，加白及15 g。

四诊：2012年10月21日。

患者胁痛缓解，胁下积块，按之较硬，饮食接近正常量，乏力减轻，可做一般工作，面黯减轻，体质量增加2 kg，舌质暗减轻，瘀点减少，舌下脉络迂曲，脉细涩。上腹部彩超示：肝硬化、脾大（厚40 mm，长126 mm），改为鳖甲煎丸和六君子丸口服。

按：患者以两胁刺痛为主症，胁下积块固定不移，伴有饮食减少,体倦乏力,面黯消瘦,腹部青筋暴露,舌质暗,有瘀点,舌下脉络迂曲呈结节状,脉细涩。属中医学"胁痛"范畴,辨证为气滞血瘀。病在血分,以活血化瘀、软坚散结为基本治则,重在活血。要注意区分不同阶段,掌握攻补分寸,处理好攻法与补法的关系,在治疗中应注意"治实当顾虚""补虚勿忘实",可根据具体情况,或先攻后补,或先补后攻,或寓补于攻,或寓攻于补。本病处于疾病中期,瘀血固结,正气渐伤,方用膈下逐瘀汤加减活血化瘀、行气止痛之品,加鳖甲、牡蛎、䗪虫、穿山甲等血肉有情之物软坚散结、破瘀通经,水红花籽祛瘀消癥,海螵蛸、白及收敛止血,以防活血药动血之虞;四君子汤一方面益气健脾扶正使气血生化有源,一方面增强气的固摄功能,防治大剂量活血化瘀药迫血妄行。共同组成攻补兼施之剂。治疗1周后,患者仍纳差,予以炒麦芽消食和中。症状改善后改丸剂以峻剂缓投,取长久之功。本案例病机复杂,辨证准确,组方周全,疗效显著。

## 参考文献

[1] 周仲英.中医内科学[M].北京:中国中医药出版社,2003:187-195.

[2] 栗梦晓.赵文霞教授临证辨治胆石症经验[J].中医研究,2019,32(12):37-39.

[3] 姜德友,苏超.胁痛源流考[J].南京中医药大学学报,2014,15(4):237-239.

[4] 杨雯珺,陈兰玲.陈兰玲教授治疗胁痛的经验[J].中医临床

研究,2020,12(12):9-10.

[5] 马素平,陈海燕.赵文霞肝胆脾胃病临证撷英[M].北京:中国中医药出版社,2020:28-31.

（梁浩卫）

# 内服外治双管齐下治胁痛
## ——毛德文论治胁痛

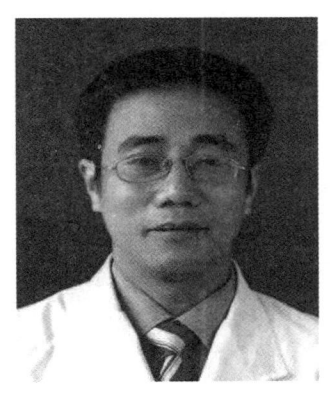

毛德文(1968—),男,二级教授,医学博士,广西名中医,广西政府优秀专家,广西高校卓越学者,博士研究生导师。擅长中西医结合防治乙肝、丙肝、肝硬化、肝癌,尤其是肝衰竭及抗肝纤维化。现任广西中医药大学第一附属医院副院长兼肝病学学科带头人,国家中医临床研究基地、国家临床重点专科、国家中医药管理局重点培育学科、国家中医药管理局重点专科、国家中医药管理局"慢性重型肝炎解毒化瘀"重点研究室、广西政府首批特聘中西医结合肝病专家和广西高等学校高水平创新团队及卓越学者挂靠学科、广西中医肝病临床医学研究中心、广西中医肝病研究所、广西医疗卫生重点建设学科、广西中医肝病治疗中心负责人；兼任《临床肝胆病杂志》《中国癌症防治杂志》《世界华人消化杂志》《中西医结合肝病杂志》《广西中医药》等学术期刊编委。承担国家自然科学基金课题等 6 项，省（部）级课题 10 余项等；参与国家重大科技专项、国家科技攻关项目 6 项；拥有科技成果 8 项，分别达到国际先进、国内领先水平；先后获广西科技进步奖一等奖 1 项、中国中西医结合学会科学技术奖一等奖 1 项、广西科技进步奖二等奖 1 项、广西科技进步奖三等奖 2 项、湖南科技进步奖三等奖 1 项。参编专著 5 部，并担任国家"十二五"统编教材《中西医结合传染病学》副主编；发表论文 100 多篇，其中 SCI 收录 15 篇。曾获首届全国中西医结合优秀青年贡献奖、全国肝病科普咨询专家、全国百名杰出青年中医提名奖、广西百名青年学科带头人等荣誉称号。

## 一、胁痛的病机

胁痛是指因肝胆脉络失和引起以一侧或两侧胁肋疼痛为主要表现的一种病证，是临床上比较多见的一种自觉症状，可见于西医学的多种疾病，如急慢性肝炎、肝硬化、肝癌、肝血管瘤、胆囊炎、胆系结石、胆道蛔虫病、肝吸虫病等。

有关胁痛的记载最早见于《黄帝内经》,其明确指出了本病的发生与肝胆病变相关。《素问·脏气法时论》言:"肝病者,两胁下痛引少腹,令人善怒。"《灵枢·经脉》云:"胆足少阳之脉……是动则病口苦,善太息,心胁痛,不能转侧。"历代医家在《内经》的基础上,对胁痛的病因病机的认识逐步发展。胁痛的病因可分为外感及内伤两类,外感多由湿热之邪及风寒之邪所致,《素问·缪刺论》记载,"邪客于足少阳之络,令人胁痛不得息",外感湿热疫毒之邪侵及中焦,郁蒸肝胆,肝失疏泄,脾失健运而致胁肋部疼痛;隋代巢元方《诸病源候论》言,"胸胁痛者,由胆与肝及肾之支脉虚,为寒气所乘故也",表明风寒之气乘虚而入,寒凝肝脉,瘀血内阻亦可致胁痛。内伤胁痛与情志、饮食、房劳等关系最为密切,肝气郁结,肝失条达;瘀血停滞,痹阻胁络;肝阴不足,络脉失养等病机变化亦可导致胁痛。《金匮翼·胁痛统论》载,"肝郁胁痛者,悲哀恼怒,郁伤肝气",肝失调达,疏泄不利,气阻络痹而致胁痛;《灵枢·五邪》曰,"邪在肝,则两胁中痛……恶血在内",指出瘀血归肝而致胁痛;《金匮翼·胁痛统论》云,"肝虚者,肝阴虚也,阴虚则脉细急,肝之脉贯膈布胁肋,阴虚血燥则经脉失养而痛",阴血不足,肝络失养而致胁痛。

胁痛的辨证有虚有实，实证以气滞、血瘀、湿热为主，病机可归纳为"不通则痛"。初病在气，肝郁气滞，气机不畅则致胁痛；气为血之帅，气行则血行，气滞日久，血行不畅，病变由气滞转变为血瘀，或气滞血瘀并见；湿郁化热，困阻肝络，不通则痛，导致胁痛。实证日久，耗伤阴津，肝络失养，阴血不足，病变由实证转为虚证，或虚实夹杂，虚证病机归纳为"不荣则痛"。

我国民族医学壮医有其独特的"阴阳为本，三气同步"的天人自然观，并有"脏腑气血骨肉、谷道气道水道、龙路火路"的壮医生理病理观、"毒虚致百病"的病因病机论。壮医以理论"毒虚致病"为指导，根据"毒虚论"病因病机、致病特点及发展变化规律来认识胁痛，提出"胁痛发病内因责之于本虚（阴虚），"湿、热、瘀毒"毒邪阻塞"三道两路"，天部之气失调，天、地、人三气不能同步运行，脏腑功能紊乱，气血运行失调而导致发病"的思想观点，进而提出"调气、解毒、补虚"的胁痛防治思路。瑶医基于"诸病入脉"的理论认识，认为无论何种疾病，不论从外而病，还是从内而病，病邪可以通过全身的筋脉在全身播散、传变，侵犯人体各部，也可以通过筋脉、玄孔将病邪疏解于外；瑶医认为肚脐（神阙穴）是人、地两部的结合点，是死生之户。脐敷疗法基于上述理论而生，故而在临床治疗胁痛过程中，不仅仅要注重内服汤剂，同时还需要注重特色外治疗法。

## 二、独特的治法

基于上述分析,毛德文教授针对胁痛的气滞、血瘀、湿热的基本病机,研究出了以"行气止痛、活血化瘀、清热利湿、养阴柔肝"为治则的系列方药,并结合广西地方特色壮瑶医药理论通过补益正气、解毒驱邪、调和三气以及疏通道路来治疗。胁痛的壮医治疗原则主要包括解毒、补虚、调气,治疗上多采用方药内服和外治技术相结合。结合广西当地情况提出壮医药线点灸、穴位贴敷及瑶医脐敷疗法,具体如下。

(1) 胁痛1号方。组成:柴胡10 g,枳壳10 g,香附15 g,陈皮10 g,白芍30 g,佛手15 g,当归15 g,川芎10 g,甘草5 g,三七10 g,合欢花15 g。功效:疏肝理气,活血止痛。主治肝郁气滞证,症见胁肋疼痛,胸闷善太息,情志抑郁易怒,或嗳气,脘腹胀满,脉弦者。

(2) 胁痛2号方。组成:三七15 g,当归15 g,生地20 g,赤芍30 g,川芎10 g,牛膝15 g,桔梗5 g,柴胡10 g,枳壳15 g,甘草5 g,丹参30 g。功效:活血化瘀,行气止痛。主治瘀血阻滞证,症见胁痛,日久不愈,痛如针刺而有定处,或呃逆日久不止,或饮水即呛,干呕,或内热瞀闷,或心悸怔忡,失眠多梦,急躁易怒,入暮潮热,唇暗或两目暗黑,舌质暗红,或舌有瘀斑、瘀点,脉涩或弦紧者。

(3) 胁痛 3 号方。组成：茵陈 40 g,栀子 15 g,大黄 10 g,赤芍 40 g,葛根 15 g,金钱草 20 g,木香 10 g,茯苓 30 g。功效：清热利湿,行气止痛。主治肝胆湿热证,症见面目俱黄,黄色鲜明,发热,无汗或但头汗出,口渴欲饮,恶心呕吐,腹微满,小便短赤,大便不爽或秘结,舌红苔黄腻,脉沉数或滑数有力。

(4) 胁痛 4 号方。组成：生地黄 30 g,白芍 30 g,沙参 15 g,枸杞子 15 g,麦冬 30 g,当归 15 g,玄参 15 g,玉竹 20 g。功效：养血柔肝,滋阴清热。主治肝络失养,阴血不足证,症见胁肋部隐痛,绵绵不已,口干舌燥,双目干涩,视物模糊,烦热,舌红少苔,脉细数。

(5) 加减使用壮瑶药：半边旗、扁担藤、蛞蝓、叶下珠、马蹄金、大叶千斤拔、三叶香茶菜、毛鸡骨草、牛大力、无患子、白花丹、苦丁茶、迷迭香、五指毛桃、了哥王根、火殃勒、田基黄、猛老虎、毛叶紫九牛、风车子等。

(6) 壮医药线点灸：①强壮穴,足三里、关元、命门、气海、肝俞、脾俞、肾俞；②局部选穴及循经取穴,期门、章门、日月、内关、丰隆、关元、复溜、三阴交、合谷、太溪、太冲、内关等；③阿是穴及局部反应点。隔日治疗 1 次,连续施灸 8 周。

（7）瑶医脐敷疗法：辨证使用黄花倒水莲、绣花针根、黑九牛根、白花益母草、四叶莲、水臌木、阿魏、山螺肉、白芥子等鲜药捣成汁后加甘遂粉少许和蜜调成糊状敷于脐部。

（8）穴位贴敷：将当归、赤芍、柴胡、茯苓、炒白术、木香、檀香、没药、川芎、香附、川楝子、延胡索、吴茱萸、乳香、薄荷按比例熬制成膏，直接贴敷于患者穴位上。选穴足三里、三阴交、章门、期门、肝俞、胆俞、脾俞、气海、神阙、中脘等。配合使用肝病红光治疗仪治疗，1次/日。8周为1个疗程。

## 三、验案举隅

### 案1

蓝某，女，56岁。

初诊：2012年4月15日。

病史：因"右胁肋胀痛1周"就诊，既往有"慢性乙肝"病史30余年，规律服药恩替卡韦抗病毒治疗。

诊见：右胁肋部胀痛，呈阵发性，情绪不畅后胀痛加剧，口干口苦，纳食可，夜寐多梦，小便稍黄，大便干，舌质红，苔薄黄，脉弦数。查体：神清，精神尚可，全身皮肤黏膜无黄染，腹平软，无压痛及反跳痛，肝脾肋下未及，肝区叩痛（＋），移动性浊音（－）。HBV－DNA：$1.23 \times 10^2$ IU/mL。肝功能：ALT 85 U/L，AST 99 U/L。肝胆胰脾及门脉系彩超未见异常。

中医诊断：胁痛（肝郁气滞证）。

西医诊断：慢性乙型病毒性肝炎。

处方：胁痛1号方加减。柴胡10 g，枳壳10 g，香附15 g，陈皮10 g，白芍30 g，佛手15 g，当归15 g，川芎15 g，甘草5 g，合欢花15 g，夜交藤15 g，黄连5 g，延胡索15 g，黄花倒水莲20 g。7剂，每日1剂，水煎温服。同时配合抗病毒、壮医药线点灸治疗。

二诊：2012年4月22日。

患者右胁肋胀痛明显减轻，偶有口干口苦，舌质红，苔薄黄稍干，脉弦。

处方：原方去延胡索，加葛根20 g、龙胆草5 g、毛鸡骨草30 g。7剂。

三诊：2012年5月1日。

患者精神可，右胁肋部无疼痛等不适，无口干口苦，夜寐可。继续予抗病毒等治疗。

按：此案为典型的肝郁气滞证表现，该患者右胁肋疼痛，呈阵发性胀痛，情绪不畅后症状加重。肝主疏泄，性喜条达，其经脉布胁肋循少腹。若情志不遂，木失条达，则致肝气郁结，经气不利，故而出现胁肋部疼痛。遵《内经》"木郁达之"之旨，治予疏肝理气之法。选方为胁痛1号方加减。方中柴胡功善疏肝解郁,用以为君。香附、佛手理气疏肝而止痛,川芎活血行气以止痛,二药相合,助柴胡以解肝经之郁滞,并增行气活血止痛之效。陈皮、枳壳理气行滞,白芍、甘草养血柔肝,缓急止痛。延胡索、川芎加强行气止痛之功。合欢花、夜交藤安神,黄花倒水莲补虚涵木,少佐黄连清中焦湿热,甘草调和诸药。诸药相合,共奏疏肝行气止痛之功。二诊加用葛根生津止渴,龙胆草清泻肝胆之火,毛鸡骨草清热解毒。

## 案 2

宁某,男,62岁。

初诊:初诊2017年6月3日。

病史:因右胁肋隐痛半年就诊,既往有食"生鱼片"史。

诊见:右胁肋隐痛,偶有刺痛感,伴乏力,腹胀,进食后加重,偶有口干口苦,厌食油腻,无尿黄,双下肢无浮肿,纳寐差,二便调,舌暗,舌下脉络迂曲紫暗,苔薄黄,脉涩。查体:神清,精神一般,全身皮肤黏膜及巩膜未见黄染,无肝掌及蜘蛛痣,腹软,无压痛反跳痛,肝脾肋下未及,移动性浊音(一),双下肢无水肿,肝区叩击痛(±)。大便常规:找到肝吸虫卵。肝功能正常。肝胆胰脾+门脉系彩超:肝脏光点稍增粗,胆囊内有沉积物,可随体位发生变化。血常规检查示,嗜酸粒细胞百分比14.6%,嗜

酸粒细胞绝对值 $1.19 \times 10^9$/L。

中医诊断：胁痛（瘀血阻络证）。

西医诊断：华支睾吸虫病。

处方：胁痛 2 号方加减。三七 15 g，当归 15 g，生地 10 g，赤芍 30 g，川芎 10 g，柴胡 6 g，枳壳 15 g，甘草 5 g，黄芪 15 g，白术 15 g，丹参 30 g，龙胆草 5 g，山楂 15 g，炒麦芽 30 g，合欢皮 15 g，风车子 10 g，槟榔 10 g。7 剂，每日 1 剂，水煎服。联合吡喹酮进行驱虫治疗。

二诊：2017 年 6 月 10 号。

患者精神可，右胁肋疼痛稍有缓解，无口苦，乏力、纳食好转，夜寐多梦，二便调，舌质暗红，苔薄白，脉弦涩。原方去麦芽、山楂，加酸枣仁 30 g。继续服用 7 剂。

三诊：2017 年 6 月 12 号。

右胁肋疼痛症状已不明显，纳寐可，二便调。继续服用该方 5 剂，巩固治疗。

按：此案系进食未熟而含有肝吸虫（华支睾吸虫）幼虫的鱼生后，肝虫寄生于肝内，虫毒蕴结，肝胆疏泄失常，故而见肝区疼痛，口苦，肝郁日久，气不行则血行不畅，久而成瘀。治以活血化瘀、杀虫行气止痛为主，方选胁痛 2 号方加减，方中当归养血活血；三七化瘀而不伤正；生地养阴生津；赤芍活血止痛；"一味丹参功同四物"，养血行气止痛；川芎血中气药，活血行气止痛；柴胡、枳壳疏肝行气止痛，黄芪、白术益气除乏；龙胆草泄肝胆湿热；山楂、炒麦芽消食；合欢皮安神；风车子、槟榔杀虫，甘草味甘，既能缓急止痛，又调和诸药，全方共奏活血化瘀，杀虫行气止痛之效。

**案3**

郑某，男，43岁。

初诊：2018年6月10日。

病史：因右胁肋疼痛1周就诊。既往有乙肝肝硬化病史10余年，现规律服用抗病毒药物治疗。

刻诊：右胁肋疼痛，呈阵发性，自觉疼痛处有灼热感，口干口苦，腹胀，双下肢水肿，纳寐差，小便少，色黄，大便干结，隔日1次。舌质红，边有齿痕，苔黄腻，脉弦数。查体：神清，精神欠佳，全身皮肤及巩膜轻度黄染，可见肝掌及蜘蛛痣，腹部稍膨隆，肝脾肋下未触及，移动性浊音阳性，双下肢轻度凹陷性水肿。辅助检查肝功能：ALT 102 U/L，TBiL 75.2 μmol/L。彩超（肝胆脾胰＋门脉＋腹水）示：肝脏弥漫性病变，肝硬化征象；腹腔中等积液。脾轻度肿大。

中医诊断：胁痛（湿热蕴结证）。

西医诊断：乙肝肝硬化失代偿期。

处方：胁痛3号方加减。茵陈30 g，栀子15 g，大黄10 g，赤芍20 g，金钱草20 g，木香5 g，茯苓30 g，白术20 g，马鞭草30 g，玉米须30 g，半边莲10 g，赤小豆20 g，田基黄20 g，五指毛桃15 g，黄连6 g，大腹皮20 g。7剂，每日1剂,水煎服。

同时配合瑶医敷脐疗法,同时继续抗病毒治疗。

二诊:2018年6月18日。

右胁肋疼痛减轻,腹胀减轻,仍有口干,口苦稍有减轻,身目尿黄稍有减轻,双下肢无明显水肿,尿量稍增多,纳尚可,舌质红,苔薄黄,脉弦偏数。在原方基础上加葛根20 g、生地15 g,继续服14剂。继续配合瑶医敷脐疗法、壮医药线点灸治疗。

三诊:2018年7月3日。

右胁肋无疼痛,无明显腹胀,双下肢无水肿,仍有口干口苦,二便调,舌质红,苔薄白,脉弦。复查肝功能:ALT 42 U/L,TBiL 30.5 μmol/L。腹部B超示:肝弥漫性病变,未见腹腔积液。原方去玉米须、赤小豆、茵陈、大黄。7剂。

四诊:2018年7月10日。

口干口苦改善,纳寐可,二便调,余无特殊不适。舌质红,苔薄白,脉弦。续予上方7剂。

按:本案患者系既往疫毒附着肝脏,损伤肝络,故而见肝区疼痛;肝气运行不畅,久郁而生湿热,故而口干口苦,肝失疏泄,胆汁运行不畅而外溢肌肤、上染目睛、下注膀胱,故而见身、目、尿黄;水湿滞留中焦,故腹胀。治以清热利湿止痛,消肿退黄为主,方选胁痛3号方加减。加壮药马鞭草清热解毒消胀,玉米须、半边莲利水而不伤正,田基黄清热利湿退黄,五指毛桃行气利湿,赤小豆健脾利水,葛根生津解渴,配合瑶医敷脐疗法清热利湿消肿。中医内服、外治齐头并进,最终邪去病安。

### 案 4

黄某,女,66岁。

初诊:2019年1月5日。

病史:因"右胁肋部隐痛4日"就诊。既往有自身免疫性肝炎病史4年余,长期服用醋酸泼尼松片联合硫唑嘌呤,定期复查肝功能未见明显异常。

诊见:右胁肋隐痛,绵绵不已,口干无口苦,双目干涩,心中烦热,时有头晕目眩,纳可寐差,小便少,色黄,大便难解,3日未解。舌质红少苔,脉细数。查体:神清,精神尚可,全身皮肤及巩膜未见黄染,未见肝掌及蜘蛛痣,腹部平坦,上腹部压痛无反跳痛,肝脾肋下未触及,移动性浊音(一),双下肢无水肿。肝功能:ALT 398 U/L,AST 320 U/L;血常规、心肌酶、肾功能未见明显异常。上腹部CT见:①胆囊结石;②左肾囊肿。

中医诊断:胁痛(肝络失养、阴血不足证)。

西医诊断:自身免疫性肝炎。

处方:胁痛4号方加减。生地黄30 g,白芍30 g,沙参15 g,枸杞子15 g,麦冬30 g,当归15 g,玄参15 g,玉竹20 g,麻子仁9 g,猛老虎10 g。7剂,每日1剂,水煎服。

同时配合壮医药线点灸,继续使用醋酸泼尼松片与硫唑嘌呤联合疗法。

二诊:2019年1月13日。

右胁肋隐痛稍缓解,口干、双目干涩减轻,仍有心中烦热,纳可,睡眠有所改善,尿量增多,大便正常,舌质红,苔薄,脉弦偏数。在原方基础上去麻子仁,加川楝子6 g、栀子6 g。14剂。继续壮医药线点灸及免疫抑制治疗。

三诊:2019年1月27日。

右胁肋疼痛症状已明显缓解,无口干及心中烦热不适,双目干涩症状明显好转,纳寐可,二便调。继续续服二诊方5剂,巩固治疗。

按:本案是由患者病久加之长期服用激素导致情况恶化。激素乃阳热之品,易耗伤阴液,阴血不足,不荣则痛,故可见肝区隐痛,阴虚则内热,故可见心中烦热、双目干涩不适,阴液亏虚不足以濡养头面部,则可见口干、头晕目眩。治以养血柔肝,滋阴清热为法,方选胁痛4号方加减,加瑶药猛老虎舒筋通络,抗肝纤维化,配合壮医药线点灸柔肝止痛,内外合治,以达滋阴养肝之效。

## 参考文献

[1] 莫镜郴,毛德文,马玉珍,等.民族医药治疗慢性乙型肝炎的研究进展[J].大众科技,2019,21(8):61-64.

[2] 王林,毛德文,唐农,等.乙肝中医病因病机思考[J].辽宁中

医药大学学报,2010,12(6):101-102.

[3] 时昭红,吕宾,杜念龙,等.胁痛中医临床实践指南[J].中医杂志,2020,61(4):361-368.

[4] 莫清莲,林怡,藏铭.壮医病因学说初探[J].中国中医基础医学杂志,2014,20(3):293-295.

[5] 郭振.胁痛病因证治源流[J].辽宁中医药大学学报.2011,13(3):176-177.

(毛德文 陈月桥)

# 肝脾同调　以通为贵
## ——池晓玲教授论治胁痛

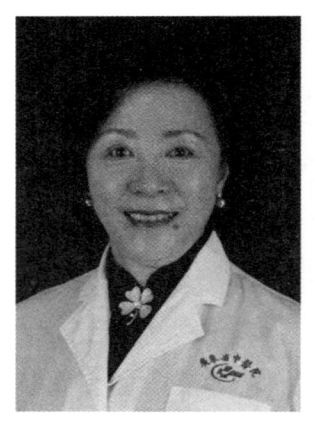

池晓玲(1960—),女,山西阳泉人。广东省名中医,岭南名医,中医哲学访问学者,主任医师,教授,博士生导师,博士后合作导师,第六批全国老中医药专家学术经验继承工作指导老师,广东省首批名中医师承项目指导老师。

现任广东省中医院肝病科主任及学术、学科带头人;兼任国家食品药品监督管理局新药评审专家,国家中医药管理局科技评审专家,科技部科技评审专家库成员,广东省保健协会首席专家顾问,广东省保健协会健康服务示范基地首席专家,中华中医药学会肝胆病分会副主任委员,世界中医药学会联合会肝病专业委员会副会长,中国民族医药学会肝病分会副会长,世界中医药学会联合会方药量效研究分会副主任委员等40多个学术团体职务。

池晓玲教授从事中医临床工作40余年,具有深厚的中国传统文化理论修养。坚守中医原创思维,传承创新并重,创立并在临床实施预测—预防—治疗—康复—调养一体的肝病多维立体防治体系,形成了内治系列、外治系列、慢病管理系列、二十四节气养生系列等十余种系列疗法,实现"全方位全生命周期"的慢性肝病诊疗服务,取得了突出的临床疗效。主持及参与了20余项国家级、省部级科研课题。主持国家"十二五""十三五"重大传染病专项子课题各1项,参与国家"十一五""十二五""十三五"重大传染病专项课题11项。主持及参与制订国家级及学会标准近20项。获得科技成果证书1项、发明专利4项(排名第一)、华夏医学科技奖1项(排名第一)、广东省药学会科学技术奖一等奖1项(排名第一)。发表学术论文140余篇,其中SCI 10余篇。主编及参编专著24部。

## 一、病因病机

中医胁痛之病名,最早见于《黄帝内经》,该书明确指出胁痛的发生主要是肝胆的病变。如《素问·刺热论》谓:"肝热病者,小便先黄……胁满痛。"《灵枢·五邪》说:"邪在肝,则两胁中痛。"《素问·缪刺论》云:"邪客于足少阳之络,令人胁痛不得息。"此后,历代医家对胁痛病因的认识,在《内经》的基础上,逐步有了发展。《景岳全书·胁痛》曰:"胁痛之病,本属肝胆二经,以二经之脉皆循胁肋故也。""胁痛有内伤、外感之辨,凡寒邪在少阳经,乃病为胁痛,耳聋而呕,然必有寒热表证者,方是外感;如无表证,悉属内伤。但内伤胁痛者十居八九,外感胁痛则间有之耳。"《症因脉治·胁痛》曰:"内伤胁痛之因,或痰饮、悬饮,凝结两胁,或死血停滞胁肋,或恼怒郁结,肝火攻冲,或肾水不足……皆成胁肋之痛矣。"

池晓玲教授依据传统中医基础理论以及多年的临床经验,将胁痛的病因病机特点归纳如下。

### 1. 病因多端,情志不遂是关键

池晓玲教授认为,胁痛的发生与众多因素相关,情志不遂、跌扑损伤、饮食所伤、外感湿热、劳欲久病等是本病发生的主要病因。这些病因导致肝气郁结、肝失条达,瘀血阻滞、痹阻脉络,湿热蕴结、肝失疏泄,肝阴不足、脉络失养等诸多病理变化,最终促发胁痛。在这些病因中,情志不遂是关键。

肝位于胁下,胆附于肝下,其经脉布于两胁,肝为将军之官,主疏泄,喜条达而恶抑郁,故情志不遂,喜、怒、忧、思、悲、恐、惊过度,皆可令肝气郁滞,进而诱发胁痛。故《素问·脏气法时论》云:"肝病者,两胁下痛引少腹,令人善怒。"《难经》亦云:"恚怒气逆,上而不下则伤肝。"《严氏济生方》更是主要把胁痛归因为情志因素:"夫胁痛之病……多因疲极嗔怒,悲哀烦恼,谋虑惊扰,致伤肝脏。"后世把肝郁导致胁痛单独列论,如《金匮翼·胁痛统论·肝郁胁痛》说:"肝郁胁痛者,悲哀恼怒,郁伤肝气。"《杂病源流犀烛·肝病源流》亦云:"气郁,由大怒气逆,或谋虑不决,皆令肝火动甚,以致胠肋胁痛。"肝脏疏泄失常与情志不遂,往往互为因果。肝失疏泄而情志不遂,称之为因郁致病;因情志不遂而致肝失疏泄,称之为因病致郁。其他病因导致的胁痛,往往会因不适症状出现忧郁悲伤或烦躁易怒等七情不和表现,导致因病致郁,进而因郁致病,故可认为胁痛与情志不遂之关系最为密切。

### 2. 肝脾失调是关键病机

肝脾之间生理上相互影响,可笼统概括为"脾土赖肝木疏达之性,肝木亦靠脾土灌溉而升"。由于肝气郁结、疏泄失职,横逆乘脾,脾失运化,水谷精微失于消化吸收,清浊相混而下,这是肝病及脾。另外,由于脾失运化,湿浊内生,困阻脾气,湿浊内盛抑制了肝之疏泄功能,肝的疏泄失职,这是脾病及肝。肝脾之间木疏土、土养木,木克土、土生金制木,这种相互依存、相互制约的功能协调,称为肝脾调和;若肝脾任何一脏的偏盛偏衰,出现木乘土、土侮木等各种乘侮表现,则为肝脾失调。可见肝脾是一种相互制约而又相辅相成的关系,只有两者均维持平衡状态,才能维持机体正常的生理功能。胁痛的发生,主要与肝脾两脏相关。池晓玲教授认为:肝为刚脏,主疏泄,性喜条达;主藏血,体阴而用阳。若情志不遂,饮食不节,久病耗伤,劳倦过度,或外感湿热等病因,累及于肝胆,导致气滞、血瘀、湿热蕴结,肝胆疏泄不利,或肝阴不足,导致肝血运行缓慢成瘀,皆可引起胁痛。张仲景在《金匮要略》中明确指出,"见肝之病,知肝传脾",当肝木太盛,则横逆克脾土,故肝气郁结,横逆犯脾,脾失健运,湿浊内生,阻遏气机,不通则痛,胁痛乃生。故肝脾失调是胁痛的关键病机。

### 3. 瘀血既是病理产物,又是致病因素

温病四大家之首的叶天士在《临证指南医案》中指出:"初病气结在经,久则血伤入络。"胁痛初起,肝失疏泄,肝气郁滞,日久则气滞血瘀;肝木乘脾,脾气亏虚,气虚无以推动血行,瘀血内阻;湿热邪毒入侵人体,湿热互结,耗气伤阴,气阴两虚,气虚不能行血,阴虚导致脉络中血液不足,致使血行不畅,进而瘀血内生。叶天士在《临证指南医案·胁痛》中强调:"久病在络,气血皆窒。"而瘀

血又可影响水液代谢，导致因瘀致湿的症状，湿瘀互结，阻滞气机，不通则痛，发为胁痛。由此可见，瘀血既是病理产物，又是致病因素。

**4. 湿邪是岭南地区胁痛的重要病理因素**

岭南位于南海之滨，属亚热带海洋气候，受东南季风影响，气候炎热，常年潮湿多雨。岭南人喜食冷饮，嗜食鱼虾及甜腻碍胃之物，加之居住地长期湿热，诸多因素共同酿成湿困脾胃的体质，尤其是肝病患者多情绪不稳，多愁善感，紧张焦虑，思虑过度而伤脾，脾虚生内湿，内外交困，在这类患者中表现得尤其明显。岭南地区肝病患者胁痛，与湿邪为患有很大的关系。湿邪初犯，阻遏气机，气机不通，不通则痛，发为胁痛。此外，湿与瘀同属阴邪，关系密切，湿邪阻滞经脉，气血运行不畅，日久成瘀，故在湿邪致病过程中常可出现因湿致瘀，湿瘀互结的病理变化。水湿内停，阻碍血行而成瘀，瘀血阻滞，津液外渗而为湿。湿瘀互为因果，终致湿瘀互阻。正所谓"湿盛则瘀重，瘀重则湿甚"。可见无论外感湿邪，或者是湿自内生，皆因湿邪黏滞，易阻遏气机，以致血脉运行不利，湿滞瘀生，湿瘀互阻于经络血脉，不通则痛。

**5. 不通则痛是胁痛的病机**

胁痛可因情志不遂、跌扑损伤、饮食所伤、外感湿热、劳欲久病等因素所致，而这些因素均可致"不通"。如情志不遂导致肝脉不畅,肝气郁结,气机阻滞则不通;跌扑损伤,瘀血阻滞胁络则不通;饮食所伤,脾失健运,酿生湿热,或外感湿热之邪,侵袭肝胆,内外之湿热,均可蕴结于肝胆,导致肝胆疏泄不利,气机阻滞则不通;劳欲久病,精血亏损,水不涵木,肝阴不足,导致肝血运行缓慢成瘀则不通。《诸病源候论》云:"虚劳之人,阴阳伤损,气血凝涩,不能宣通经络,故积聚于内也。"《医林改错》亦云:"元气既虚,必不能达于血管,血管无气,必停留而瘀。"《医学衷中参西录》明确指出:"劳瘵者,多兼瘀血。"从上述医家所论可以看出,虚可致瘀,虚中有瘀,瘀血不去,阻塞脉道则不通。

## 二、临证经验

### 1. 治疗胁痛当以调摄情志为先

胁痛的关键病因是情志不遂,因此治疗胁痛当以调摄情志为先。古人云:"解铃还须系铃人""心病还须心药医。"与针药相比,心理疏导在临床中常能获得更佳之疗效。《景岳全书》云:"若思郁不解致病者,非得情舒意遂,多难取效。"《存存斋医话稿续集》明确指出:"无情之草木不能治有情之病,以难治之人,难治之病,须以三寸不烂之舌以治之。"因此,池晓玲教授指出,胁痛的治疗应追本溯源，重视对情志不遂的始动因素，如各种压力、不良生活事件以及焦虑、郁怒、悲伤等负面情绪的管控，使患者的情志得以调摄。在临床诊疗中注重对上述不良因素的问诊，主动寻找致病线索，避免因主观或客观疏忽而延误病情。积极同患者互动，使患者主动参与到疾病治疗中，通过有效交流、沟通，去除疾病始动因素。对胁痛的治疗，不能单纯注重躯体症状缓解，更应关注心理、社会等不良情绪因素的疏导。利用精神因素对内脏功能、气机的影响，调动机体正气抵御疾病，从而产生身心并治的双重效应。正如《丹溪心法》所云："因七情而起之病，宜以人事制之，非药石所能疗也。"

**2. 肝脾同调，疏养结合，以通为贵**

池晓玲教授认为胁痛的产生离不开肝脾失调，故胁痛的治疗宜调和肝脾，疏养结合，以通为贵，使气血流通，通则不痛。

**疏**。池晓玲教授认为，胁痛初起，主要责之于气，以肝气郁结为主要表现，血瘀证尚不明显，治疗重点在于疏肝理气，使郁结之肝气得以疏通。胁痛日久，久病入络入血，此时主要责之于血，气滞与血瘀并存，瘀血的出现更加剧了气血经络不通之证，治疗的重点在于行气活血通络，使瘀滞之肝脏气血得以疏通。

**养**。池晓玲教授认为，胁痛初起，邪实而正未虚，以肝气郁结、肝气有余为主证,脾虚之证不显,此时应贯彻中医"治未病"的思想,"先安未受邪之地",故治疗当以祛邪为主,扶正为辅,法当疏肝理气祛实邪,同时兼顾益气健脾以固护中州。正如张仲景所云:"见肝之病,知肝传脾,当先实脾。"胁痛的中期,正邪相当,脾虚日显,气血生化乏源,肝血不足,此时呈现虚实夹杂之证,本虚为脾虚兼肝血不足,标实为气滞血瘀,故治疗当以标本兼治为则,以健脾益气养肝血治其本,行气活血止痛治其标。胁痛的后期,正虚邪盛,肝血损耗更甚,出现肝阴不足,此时治疗应以扶正为主,祛邪为辅,法当养阴柔肝,佐以理气通络。

池晓玲教授认为,疏养结合体现在以下四个方面:一是疏肝当与柔肝相结合,例如在选用柴胡、香附等疏肝理气药物时当配伍白芍、当归等柔肝养血药物,以达疏养并举、升降有序、开合有度之目的。二是疏肝当与益气健脾相结合,例如在选用柴胡、枳壳等疏肝理气药物时当配伍茯苓、白术等益气健脾药物,以达到肝脾同调之目的。三是活血化瘀当与养肝相结合,例如在选用丹参等活血化瘀药的同时,应适当选用女贞子、山萸肉等养肝药物,因为"肝体阴而用阳",肝体喜阴、喜柔、喜润,只有体阴柔润才能升正常之肝用,肝脏才能疏泄有度,气行血行瘀自去。四是活血化瘀当与益气健脾相结合,例如在选用三棱、莪术等活血化瘀药的同时，应重用党参、黄芪、山药等益气健脾药物以达到祛邪不伤正之目的。

**3. 因地制宜，岭南地区治疗胁痛须注重祛湿**

池晓玲教授认为，由于岭南地区独特的地理环境，在岭南地区治疗胁痛须注重祛湿。胁痛挟湿初起，多为湿热蕴结，治当清热祛湿；病至中期，热象渐去，治宜利水渗湿；病至后期，阳气虚衰，治宜温化寒湿。治疗胁痛挟湿时，须注意以下几点：其一是疗程较长。湿性黏滞，易阻气机，气不行则湿不化。湿体胶着难解，故起病隐缓，病程较长，反复发作，难于速愈，且岭南乃潮湿之地，外湿频频入侵体内，内湿外湿合并为患，故治疗需要耐心，不可操之过急，不可重用燥烈之品以求速效。其二是须顾护脾胃。湿邪未清时禁用滋腻阻碍脾胃运化之品及助湿生热之物。湿邪为患，最易阻遏气机，困扰脾阳，故胁痛湿重患者忌用熟地黄、黄精、阿胶等养阴滋腻药材，平时饮食亦忌肥甘厚腻之品。三是祛湿不忘化瘀。湿瘀互为因果，因此在治疗胁痛挟湿时，既要行气祛湿，又当活血化瘀，方能取得更好的临床疗效。祛湿药与活血化瘀药合用，既直接改善水湿运行和代谢，又可随着瘀滞的消除而阻断因瘀致湿的再循环，从而促进胁痛挟湿尽快痊愈。四是应适当选用岭南道地药材治湿。如可选用砂仁、薏苡仁、陈皮、鸡骨草、田基黄、布渣叶等。一方水土养一方人,一方药材亦治一方人。根据中医天人相应的理论,道地药材更加适合当地居民的体质,疗效也更好。清热利湿多用鸡骨草、田基黄、布渣叶等,利水渗湿多用薏苡仁、车前草、玉米须等,温化寒湿多用陈皮、砂仁、豆蔻等。

**4. 行气活血止痛,擅用"延胡索-三棱-莪术"药对**

池晓玲教授尊崇"气为血之帅""气行则血行"的理念,治疗胁痛时注重调畅肝脏疏泄气机,以合肝脏主升主动、喜条达而恶抑郁的生理特性,再配合活血化瘀药物的加减应用,兼顾理气与活血,擅用"延胡索-三棱-莪术"药,15 g、5 g、10 g。清代医家沈金鳌在《杂病源流犀烛》中云:"气运乎血,血本随气周流,气凝则血亦凝矣,夫至气滞血瘀,则作胀作痛,诸变百出。"气滞导致血瘀,所以血瘀痛证往往血瘀与气滞共存,行气活血化瘀止痛法临床最为常见。《景岳全书》强调:"血必由气温,气行则血行,故凡欲治血,则或攻或补,皆当以调气为先。"因此,活血化瘀中,行气是活血的先导。池晓玲教授认为血瘀者应以行气活血治疗为基本原则,重视气药与血药的配伍,使气行血畅。延胡索、三棱、莪术均味辛性温,以和脾之温性,避免过于寒凉损遏脾胃。《本草纲目》云:"延胡索,能行血中气滞,气中血滞,故专治一身上下诸痛。"《本草求真》强调:"延胡索,不论是血是气,积而不散者,服此力能通达,以其性温,则于气血能行能畅,味辛则于气血能润能散，所以理一身上下诸痛，往往独行功多。"因此，延胡索疏肝行气止痛，标本兼顾，故予以重用。三棱、莪术均入肝、脾经，善破血行气、消积止痛。元代医家王好古云："三棱，破血中之气，肝经血分药也。三棱、莪术治积块疮硬者，乃坚者削之也……通肝经积血。治疮肿坚硬。"《医家心法》指出："广茂即莪术。凡行气破血，消积散结，皆用之。属足厥阴肝经气分药，大破气中之血。"三棱、莪术活血化瘀、行气止痛，相须为用，可有效缓解气滞血瘀引起的胁下疼痛。《医学衷中参西录》指出："三棱、莪术，若治陡然腹胁疼痛，由于气血凝滞者，可但用三棱、莪术，不必以补药佐之。"莪术偏于入气分，三棱偏于入血分，故在此药对中莪术用量大于三棱。三棱、莪术得延胡索，使肝木得以条达，气机调畅，疏泄有度，则血脉周流得以通畅，通则不痛，胁痛可愈。

池晓玲教授指出，在临床上选用"延胡索-三棱-莪术"药对治疗胁痛时根据患者体质、病程的长短、病情的轻重等综合考虑配伍用药的剂量及用药的疗程。对于素体强健者，胁痛初起，血瘀之象不显，使用延胡索一味药即可；若出现血瘀之证，直接使用"延胡索-三棱-莪术"药对，但须中病即止，及时撤药，以免耗伤气血之弊。若肝病胁痛日久，出现面色晦暗、神疲乏力等一派正气亏虚伴气滞血瘀之虚实夹杂证候者，或素体羸弱者，须用参芪之类补药佐之,以使祛邪不伤正,而气血旺盛,愈能助药行气活血止痛。若病情较重,已出现凝血功能减退,在上述用药的同时,宜加用旱莲草、仙鹤草之类以避动血出血之忧。

**5. 中医外治不可或缺**

池晓玲教授认为,中医外治法与中医内治法一样,也是中医整体观念及辨证论治思想的集中体现。清代吴师机明确指出:"外治之理,即内治之理""外治之药,亦即内治之药,所异者法耳""治虽在外,无殊治内也。"因此,外治法与内治法实际上"殊途同归"。中医外治法是将药物施于局部,使得局部组织内的药物浓度显著地高于其血液浓度,因此药物作用可以得到充分发挥,其局部的疗效也就明显优于内治,并且取效迅速。《医学源流论》云:"若其病既有定所,在皮肤筋骨之间,用膏贴之,或提而出之,或攻而散之,较服药尤捷。"外治疗法具有多种可供选择的治疗途径,对于不能口服药物、鼻饲困难以及儿童难于服药者,或者是久病体虚、脾胃运化功能障碍、难以攻补之人,均无过多的禁忌而可随意施用,每能起到内治法所不能起到的作用,以补内治法所不逮,极大丰富了临床治疗手段。此外,外治疗法使用安全,毒副作用少,可避免药物的肝脏首过效应。因此,池晓玲教授在从医40余年以来一直在临床中不断探索应用中医外治法治疗肝病,她发现中医外治可以提高临床疗效,明显改善患者症状,突显了中医的特色与优势。据此,池晓玲教授认为,中医外治在胁痛的治疗中不可或缺。池晓玲教授根据"病""证""症"的不同设立形式多样的胁痛中医外治方案,涉及膏药外敷、中药热奄包、中药离子导入、针刺、刮痧、腹针、艾灸、肝病治疗仪、音乐疗法等。根据胁痛的不同证型,设立不同的中药离子导入胁痛方;解毒化瘀膏外敷肝区治疗胁痛;五行音乐疗法治疗肝气郁结型胁痛;刮痧治疗外感湿热所致胁痛;艾灸双阳陵泉、涌泉穴治疗胁痛等等。其中解毒化瘀膏是池晓玲教授在临床中创制的治疗肝病胁痛的有效外治方,目前已在全国推广应用,疗效显著。

## 三、治法方药

### 1. 自创和合疏养方

和合疏养方乃池晓玲教授总结多年临床经验自拟治疗肝病的经验方,在有效改善慢性乙肝患者症状、促进肝功能恢复[1]、提高抗病毒药物抑制 HBV 复制的作用、减少 YMDD 变异的发生[2]、改善肝郁脾虚证慢性乙型肝炎患者的免疫功能[3]、降低肝脏硬度值(LSM)[4]、逆转肝纤维化[5]方面具有较好的功效。池晓玲教授在治疗胁痛时给予适当的加减。方中以柴胡、白芍为君药,柴胡有和解枢机,畅达脾胃的功效;白芍柔肝敛阴,两药合用一散一收,重在疏肝柔肝;党参、白术、茯苓、甘草方取四君子汤,共奏益气健脾之功;枳壳与柴胡合用一升一降,行气消痞,并与白术相伍成枳术丸之义以健脾消食、行气化湿;丹参活血化瘀。该方肝脾同调,疏养结合,以通为贵,具有疏肝健脾、行气活血止痛之功效。对于灵活而准确地运用和合疏养方治疗胁痛,池晓玲教授认为关键在于明确"疏"与"养"的权重,以及"疏"与"养"的内涵。所谓"疏",强调的是疏泄实邪,包括疏肝解郁、清热利湿、活血化瘀等;而所谓"养",强调的是扶养正气,包括益气健脾、补肝养血、滋补肝阴等。胁痛初期,邪气偏盛,正气尚可,治疗当以"疏"为主,以"养"为辅。若症见胁肋胀痛、脉弦,治宜疏肝解郁、行气止痛,使用和合疏养方时,可合用延胡索、香附等加强"疏"之力;若症见胁肋胀痛,触痛明显而拒按,伴有脘闷纳呆,恶心呕吐,厌食油腻,口干口苦,腹胀尿少,或有黄疸,舌苔黄腻,脉弦滑,可合用绵茵陈、鸡骨草、布渣叶等以清热利湿。胁痛中期正气渐伤,邪盛正虚,治疗当"疏""养"并重。若症见神疲乏力、大便溏泻、脉细弱,应将党参、白术加量,并加予黄芪、山药等以加强益气健脾之力;若症见面白无华,爪甲不荣,夜寐多梦,视力减退,或见肢体麻木,妇女月经量少、色淡,甚则经闭,舌淡苔白脉弦细,可合用当归、熟地、白芍、川芎之类以补肝养血;若症见胁肋刺痛,痛处固定而拒按,入夜尤甚,或胁下有积块,或面色晦暗,舌质紫暗,脉沉弦,可合用"延胡索-三棱-莪术"药对以加强行气活血止痛之力。胁痛后期肝阴亏虚,症见胁肋隐痛,绵绵不已,遇劳加重,口干咽燥,两目干涩,心中烦热,头晕目眩,舌红少苔,脉弦细数,治疗当以"养"为主,以"疏"为辅。治宜养阴柔肝,佐以理气通络,切忌攻伐太过,可加大白芍用量,并合用一贯煎加减。

### 2. 基于中医认知疗法的肝病"话疗"

中医认知疗法,是指运用中医治疗手段帮助患者调整认知,特别是改变那些错误认知,使患者的情感和行为得到缓解的一种心理治疗方法,主要包括劝说开导疗法、行为开导疗法以及语言疏导疗法。而所谓"话疗",是指医师针对患者的病情及其心理状态、情感障碍等,对患者及其家属采用语言交谈方式,使其明了与疾病相关的道理,以消除致病心因,纠正不良情绪和情感活动,主动消除心理障碍的一种非药物治疗方法,其实质是综合了劝说开导疗法和语言疏导疗法[6]。众所周知,心理治疗在配合药物治疗过程中,语言的作用是其重要内容。正确运用语言工具,对患者进行"话疗",可以有效地对其启发诱导,强化心理效应,传授疾病防治知识,分析病因病理,解除患者的各种顾虑和消极的心理状态,提高战胜疾病的信心,促进机体康复。中医学历来就有重视运用"话疗"的传统。《灵枢·师传》云:"人之情,莫不恶死而乐生,告之以其败,语之以其善,导之以其所便,开之以其所苦。""话疗"不是对患者毫无根据地说"好话",使之盲目乐观;而是在治疗的各个阶段,根据患者病情的实际情况,在帮助分析病情的基础上,指出其应该如何正确地看待和对待疾病,如何配合医师治疗,从而有利于控制疾病,加快康复的进程。胁痛的发病,情志不遂是关键,因此中医的治疗必须重视调达肝气。通过"话疗"的方式可以直接或者间接引导患者调畅情志,从而达到疏肝解郁之功。池晓玲教授在临床上运用多维立体系列疗法治疗肝病,从整体临床治疗思维方法上提高治疗水平及临床疗效,其中一方面就包括中医"话疗",这充分体现了中医学独特的形神一体观和身心并治的治疗学思想。跟心理科医生相比,专科临床主管医生进行"话疗"的最大优势,就在于能够结合患者的躯体不良反应和心理不良反应,制定身心一体的临床治疗方案,在减轻患者的躯体不良反应的同时,就有效的减轻了患者的心理不良反应。

胁痛"话疗"包括以下两个方面:一是健康教育。包括中医健康理念、治未病总则、胁痛中西医病因及治疗转归、中医养生方法(生活起居养生、食疗养生、情志养生、运动养生、中医外治技术干预方法)。二是心理疏导。临床上针对不同患者的"心结",除了常规站在医学专业角度帮助患者正视疾病,树立战胜疾病的信心外,亦应当在工作、生活等方面给予患者适当的心理疏导和合理的建议,让患者更好地融入周围的环境,让生活更加和谐,从而有利于患者的身心健康。在临床工作中,"话疗"属于中医肝病慢病管理范畴。

### 3. 外治疗法

胁痛是肝病的常见症状之一,常常迁延不愈,严重影响患者的生活质量,如何快速有效地缓解胁痛症状是临床的难点。池晓玲教授在漫长的临床实践中,摸索出有效的中医外治疗法,现择其二则介绍如下。

一是中药离子导入治疗胁痛。中药离子导入是将药液浸湿药垫,根据病情选择适当穴位,然后借用治疗机电极板紧贴穴位通电的治法发挥药物、穴位及电疗的三重刺激作用,从而达到治疗目的。中药离子导入疗法利用电极的正、负电性,增加局部给药的途径,根据异电相吸的原理,将药物离子通过皮肤导入皮下组织或皮内在病变局部形成离子堆,使药物保持较高浓度,存留较长时间,从而起到治疗作用;在电流作用下,将具有疏肝理气、解毒化瘀、软坚散结、利水化湿作用的药液导入体内,使药物直达病所,直接作用于肝脏,在肝病治疗中起着抗病毒、抗肝纤维化、提高免疫功能、利尿消肿等作用。中药离子导入采用经皮给药方式,患者耐受率高,对皮肤不会产生损伤,同时避免了注射所带来的风险以及口服导致的药物利用度下降,减少消化道不良反应的发生率,达到增效减毒的目的。常用的治疗部位有肝俞穴、期门穴、足三里穴、三阴交穴等。常用的治疗胁痛的中药离子导入处方有清热利湿止痛的一号方(由白花蛇舌草、虎杖、青皮、红花等组成)、理气活血止痛的二号方(由柴胡、牡蛎、延胡索、郁金等组成)及活血化瘀止痛的三号方(由丹参、白术、三棱、䗪虫、冰片等组成)。临床研究表明,中药离子导入联合内治法治疗瘀血阻络型慢性乙型肝炎,在改善胁痛等临床症状及恢复肝功能方面优于仅用内治法的对照组,其差异有统计学意义[7]。

二是解毒化痞膏外敷胁部治疗胁痛。中药外敷胁部是根据中医学"以痛为腧"的思维,将中药成方制成薄贴、药膏、浸膏、水煎液、酊剂、巴布剂等多种形式,使用时取出适量药物调匀,直接贴敷于胁部痛处,体表给药,通过皮肤、黏膜吸收药力,发挥药物在局部的药理作用,一次用药可以在长时间内使药物以恒定的速率进入体内,避免了肝脏的首过效应和胃肠道因素的干扰与降解作用,而且使用方便,容易使患者接受,可随时中断或恢复治疗。如果患者病情已进展至肝硬化失代偿期或肝癌晚期,正气久虚,不耐攻伐,加之患者脾胃运化能力下降,若单靠内服药物患者恐难以吸收,在这种情况下使用中药外敷的手段更具可行性。中药外敷治疗肝病胁痛,不良反应较低,耐药和成瘾等副作用几近没有,疗效较为确切。池晓玲教授基于疏肝、实脾、养肝三大治法理念研制了解毒化痞膏,药物组成包括柴胡、白芍、川楝子等。解毒化痞膏以疏肝健脾、养血柔肝、活血止痛为主要治疗原则,调畅肝脏,疏泄气机,以合肝脏主升主动,喜条达而恶抑郁的生理特性;肝木疏土,助脾运化,脾土营木,以固后天之本;再配合活血化瘀药物的加减应用,理气与活血兼顾。故对以胀痛为主的胁痛患者缓解最为明显。使用时先将饮片研磨成药粉,取适量药粉加温开水与蜂蜜(1∶3)调制成膏状,膏体以形状固定而药物不外溢为宜,均匀摊覆,外敷固定贴上,其大小需略大于胁肋疼痛面积。每日贴敷1次,每次1贴(60 g),持续敷4～6 h,连用1周。临床研究表明,解毒化痞膏联合内科常规治疗可明显缓解慢性肝病患者胁痛症状,总有效率达91.9%,远高于对照组的48.0%,尤其对胀痛性质的胁痛患者缓解最为明显[8]。

## 四、验案举隅

### 案1
黄某某,男24岁。

**初诊**：2017年6月7日。

**病史**：患者有长期乙肝病史，未行系统诊治，1周前与人争吵后出现右胁胀痛，经休息后无明显缓解，遂来就诊。

**症见**：右胁胀痛，烦躁易怒，乏力，腹胀，矢气则舒，纳眠差，大便溏。舌暗红，边尖齿痕明显，苔薄黄腻，脉弦滑。查体：肝掌征（－），蜘蛛痣（－）。辅助检查：肝功能正常；乙肝五项定量：HBsAg 4 446.0 COI，HBsAb＜2.0 U/L，HBeAg 551.8 COI，HBeAb 2.37 COI，HBcAb 0.007 COI；乙肝病毒定量：$9.52 \times 10^6$ IU/mL；AFP、CEA、CA199正常；肝胆脾胰彩超未见明显异常。

**中医诊断**：胁痛（肝郁脾虚证）。

**西医诊断**：乙肝表面抗原携带者。

**治法**：疏肝健脾，行气止痛。

**处方**：柴胡15 g，白芍10 g，党参15 g，白术10 g，枳壳10 g，郁金15 g，延胡索15 g，牡蛎（先煎）15 g，薏苡仁30 g，布渣叶15 g，甘草5 g。5剂，每日1剂，水煎服。

对患者进行"话疗"，纳入中医肝病慢病管理，配合中医外治：中药离子导入二号方，使用双期门、双足三里穴。

**二诊**：2017年6月12日。

患者无右胁胀痛，无烦躁易怒，乏力、腹胀、大便溏诸症减轻,纳眠可。舌暗红,边尖齿痕明显,苔薄黄,脉弦滑。

处方:柴胡 15 g,白芍 10 g,党参 15 g,白术 10 g,枳壳 10 g,牡蛎(先煎)15 g,薏苡仁 30 g,木香(后下)10 g,布渣叶 15 g,白扁豆 15 g,甘草 5 g。7 剂。

三诊:2017 年 6 月 19 日。

患者无右胁胀痛,无乏力,无腹胀,大便调。舌暗红,边尖齿痕,苔薄白,脉弦滑。患者病情稳定,暂不予药物治疗,嘱其继续参加中医肝病慢病管理。

随访至今,未见复发。

按:本例病案患者初诊为肝郁脾虚证。肝气郁结,则出现右胁胀痛、烦躁易怒、眠差;脾虚失运,则见纳差、腹胀、边尖齿痕明显;脾虚无以化生气血,则见乏力;脾虚清气不升反降,则见大便溏。初诊方中柴胡辛散上升,牡蛎咸寒沉降,一升一降,两者合用,调理上下之气机,疏解肝脏之郁滞;白芍柔肝敛阴,与柴胡合用一散一收,重在疏肝柔肝;党参、白术、甘草方取四君子汤,起益气健脾之效;枳壳行气宽中除胀,与白术相伍成枳术丸之义以健脾消食、行气化湿;延胡索、郁金行气活血止痛;薏苡仁、布渣叶清热利湿。全方共奏疏肝健脾、行气止痛之效。此外,患者因与人争吵后胁痛发作,所谓"心病还须心药医",故予针对性的"话疗",并纳入中医肝病慢病管理以从根源上减少胁痛的发病,同时予中药离子导入的外治法以快速有效地缓解症状。二诊,患者已无右胁胀痛及烦躁易怒等肝郁表现,但脾虚的表现仍存,故在初诊处方的基础上去延胡索、郁金,改予木香、白扁豆加强运脾祛湿之力。三诊,患者已无明显不适,考虑胁痛初起,药石中病即止,无需过用,嘱其坚持参加中医肝病慢病管理改善体质以防胁痛再发。

### 案 2

饶某某,男,45 岁。

初诊:2018 年 12 月 24 日。

病史:患者 2005 年体检发现乙肝,未予重视,未行系统诊治。2012 年在外院医生建议下口服拉米夫定+阿德福韦抗病毒治疗,2015 年自行停药,2016 年再次在医生建议下口服恩替卡韦抗乙肝病毒治疗。2017 年 3 月因右胁隐痛在某西医三甲医院就诊,诊断为肝硬化,坚持予恩替卡韦抗乙肝病毒及中成药抗肝纤维化治疗,右胁隐痛无明显缓解,遂来求治于中医。

症见:精神紧张、焦虑,右胁隐痛,腹胀,腰背酸软,大便稀烂。舌暗淡,边尖齿痕、瘀斑,苔白腻,脉弦滑。查体:慢性肝病面容。辅助检查:肝功、血常规、凝血功能、肝纤正常;乙肝病毒 DNA 定量 $< 1.0 \times 10^2$ IU/mL;AFP:12.5 ng/mL;上腹部平扫+普美显增强:①肝左叶萎缩,肝纤维化,早期肝硬化,请结合临床,建议随访复查;②肝 S6 段小囊肿;③胆囊、脾、胰未见明显异常。Fibroscan(肝纤维化和脂肪肝检测):肝脏硬度(LSM

11.7 kPa,IQR/med 5%。

中医诊断：胁痛（肝郁脾虚、湿瘀互结证）。

西医诊断：肝炎后肝硬化,慢性乙型病毒性肝炎。

治法：疏肝健脾,祛湿活血,行气止痛。

处方：柴胡 15 g,白芍 10 g,党参 15 g,茯苓 20 g,土白术 15 g,枳壳 10 g,丹参 15 g,陈皮 10 g,黄芪 15 g,炒白扁豆 20 g,桂枝 5 g,怀山药 30 g。14 剂,每日 1 剂,水煎服。

对患者进行"话疗",纳入中医肝病慢病管理,配合中医外治艾灸法。嘱患者长期坚持口服恩替卡韦抗乙肝病毒治疗。

二诊：2019 年 1 月 7 日。

患者精神紧张、焦虑改善,右胁隐痛稍减轻,腹胀,腰背酸软,大便稀烂,舌暗淡,边尖齿痕、瘀斑,苔白腻,脉弦滑。

处方：柴胡 10 g,白芍 10 g,党参 20 g,茯苓 20 g,土白术 15 g,枳壳 10 g,丹参 15 g,陈皮 15 g,黄芪 30 g,炒白扁豆 20 g,桂枝 5 g,炒薏苡仁 15 g。14 剂。"话疗"、艾灸同前。

三诊：2019 年 1 月 23 日。

患者精神紧张、焦虑继续改善,仍感右胁隐痛,腹胀消退,腰背酸软较前改善,大便稀烂。舌暗淡,边尖齿痕、瘀斑,苔薄白腻,脉弦滑。

处方：柴胡 10 g，白芍 10 g，党参 30 g，茯苓 20 g，土白术 15 g，枳壳 10 g，丹参 15 g，陈皮 5 g，黄芪 30 g，炒白扁豆 20 g，桂枝 5 g，炒薏苡仁 15 g，当归 5 g，桑椹 10 g。14 剂。"话疗"、艾灸同前。

四诊：2019 年 1 月 30 日。

患者无精神紧张、焦虑，腰背酸软较前明显改善，偶感右胁隐痛，眠差，仍大便稀烂，舌暗淡，边尖齿痕、瘀斑，苔薄白，脉沉弦滑。

处方：柴胡 15 g，白芍 10 g，党参 30 g，茯苓 15 g，土白术 10 g，枳壳 10 g，丹参 15 g，陈皮 5 g，黄芪 40 g，炒白扁豆 20 g，炒薏苡仁 15 g，当归 5 g，桑椹 15 g，熟酸枣仁 30 g。14 剂。继续"话疗"和艾灸治疗。

五诊：2019 年 2 月 13 日。

近期劳累后右胁隐痛加重，少许腰背酸软，眠可，大便稀烂，2 次/日。舌暗淡，边尖齿痕、瘀斑，苔薄白，脉沉弦滑。

处方：柴胡 5 g，白芍 10 g，党参 30 g，茯苓 10 g，炒白术 15 g，枳壳 10 g，丹参 15 g，陈皮 5 g，怀山药 30 g，黄芪 50 g，炒白扁豆 20 g，炒薏苡仁 15 g，延胡索 15 g，醋三棱 5 g，醋莪术 10 g。配合"话疗"和解毒化痞膏外敷右胁部。

六诊：2019 年 3 月 27 日。

患者诉自服 2 月 13 日处方至今。刻下无右胁隐痛，偶感腰背酸软,大便调。舌暗淡,边尖齿痕、瘀斑减少,苔薄白,脉弦滑。辅助检查:肝功、血常规、凝血功能、肝纤、AFP 正常;乙肝病毒 DNA 定量 $<1.0\times10^2$ IU/mL;彩超:肝实质回声增粗(肝大小形态正常,包膜光滑),肝内高回声团,考虑肝血管瘤可能,建议结合增强影像检查;胆囊壁隆起性病变,考虑胆囊息肉可能;胰腺、脾脏未见明显异常声像。Fibroscan(肝纤维化和脂肪肝检测):肝脏硬度(LSM) 5.6 kPa,IQR/med 7%,脂肪肝(CAP) 257 dB/m,IQR/med 8%。继续予和合疏养方加减维持治疗。

随访至今,病情稳定。

按:本例病案患者属于胁痛中期,正气渐伤,邪盛正虚,治疗当肝脾同调,疏养并重,以通为贵,选用和合疏养方,随证加减,攻补兼施。四诊合参,辨证属肝郁脾虚、湿瘀互结。肝气郁结,故见精神紧张、焦虑,右胁隐痛、脉弦;肝木犯脾土,脾失健运,无以运化水湿,加之身居岭南潮湿之地,外湿入侵,内外湿合而为患,故见腹胀、腰背酸软、大便稀烂、舌边尖齿痕、苔腻、脉滑;气滞血瘀,故见舌暗、边尖瘀斑。初诊处方在和合疏养方的基础上将白术改为土白术、加白扁豆以加强健脾祛湿之力,加黄芪益气健脾,并予陈皮理气,预防黄芪补气易生壅滞之弊。就诊时为冬季,寒湿较甚,故再加少量桂枝通阳化湿,并予中医外治艾灸床温阳化湿通络。同时对患者进行"话疗",纳入中医肝病慢病管理,纠正患者的不良生活习惯并辅以药膳食疗进行调理,让治疗融入日常生活工作中,使患者从被动接受治疗转变为积极主动参与治疗,从而达到事半功倍的效果。二诊,患者精神紧张、焦虑改善,右胁隐痛稍减轻,腹胀、腰背酸软、大便稀烂诸症无明显变化,故在初诊处方基础上加炒薏苡仁 15 g,并将黄芪加量至 30 g 以加强健脾祛湿之力,继续予中医外治艾灸床温阳化湿通络。三诊,患者仍感右胁隐痛,但已无腹胀,腰背酸软较前改善,苔腻减轻,考虑脾虚湿重改善,故在二诊处方基础上加当归活血止痛,桑椹补肝肾以滋水涵木,同时继续予中医外治艾灸床温阳化湿通络。四诊,患者右胁隐痛明显减轻,其余诸症亦改善,苔腻已消失,考虑湿象明显减少,但出现眠差症状,前方去桂枝以防热扰心神,加酸枣仁补肝宁心安神,并将黄芪加量至 40 g 以加强益气健脾之力,继续予中医外治艾灸床温阳化湿通络。五诊,患者右胁隐痛本已明显减轻,但近期劳累过度再次加重,考虑病程日久,非予猛药不可,前方去当归、桑椹、熟酸枣仁,改予"延胡索-三棱-莪术"药对行气活血止痛,将黄芪继续加量至 50 g 规避祛邪伤正之忧,并予解毒化瘀膏外敷右胁部。六诊时患者已无右胁隐痛,继续予和合疏养方加减维持治疗。本例病案提醒我们,胁痛治疗当以通为贵,应抓住一切导致不通的病理因素予以清除,比如气滞、血瘀、湿阻等,以及引起这些病理产物的始发因素。

### 案 3

欧某某,男,72 岁。

初诊:2018 年 7 月 11 日。

病史：既往有乙肝病史30余年，未行系统诊治，2013年出现右胁隐痛，在当地医院就诊，查肝功能异常，乙肝病毒DNA载量偏高（具体不详），上腹部CT提示肝硬化，诊断为乙肝肝硬化，予恩替卡韦抗乙肝病毒治疗，右胁隐痛症状时有反复。1个月前因劳累后出现右胁隐痛加重，在当地医院治疗后症状无明显改善，遂来求治。

诊见：右胁隐痛，劳累后加重，乏力，易烦躁，口干明显，眼干眼朦，腰酸，纳眠差，二便调。舌暗红，边尖齿痕，苔少，脉弦细。查体：慢性肝病面容，肝掌征（＋），蜘蛛痣（＋）。

中医诊断：胁痛（肝郁阴虚证）。

西医诊断：肝炎后肝硬化，慢性乙型病毒性肝炎。

治法：滋阴柔肝，理气通络。

处方：柴胡10 g，白芍10 g，北沙参30 g，茯苓15 g，白术10 g，枳壳10 g，丹参15 g，麦冬15 g，川楝子5 g，枸杞子15 g，生地15 g，当归5 g，杜仲10 g，酸枣仁15 g，甘草5 g。14剂，每日1剂，水煎服。

对患者进行"话疗"，纳入中医肝病慢病管理，配合解毒化瘀膏外敷右胁部。

二诊：2018年7月25日。

患者右胁隐痛稍减轻，乏力改善，易烦躁，口干，眼干眼朦，腰酸，眠可，纳一般，二便调。舌暗红，边尖齿痕，苔少，脉弦细。

处方：柴胡 10 g，白芍 10 g，北沙参 30 g，茯苓 15 g，白术 10 g，枳壳 10 g，丹参 15 g，麦冬 15 g，川楝子 5 g，枸杞子 15 g，生地 15 g，当归 5 g，杜仲 10 g，延胡索 15 g，甘草 5 g。14 剂。"话疗"和解毒化瘀膏外敷右胁部同前。

三诊：2018 年 8 月 8 日。

患者右胁隐痛明显减轻，无乏力，无易烦躁，口干、眼干眼朦诸症改善，刷牙时牙龈出血，无腰酸。舌暗红，边尖齿痕，苔少，脉弦细。

处方：柴胡 10 g，白芍 10 g，北沙参 30 g，茯苓 15 g，白术 10 g，枳壳 10 g，丹参 15 g，麦冬 15 g，菊花 10 g，枸杞子 30 g，生地 15 g，当归 5 g，石斛 15 g，延胡索 15 g，甘草 5 g。14 剂。继续予"话疗"和解毒化瘀膏外敷右胁部。

四诊：2018 年 8 月 22 日。

患者无右胁隐痛，无口干，无眼干，眼朦减轻，无刷牙时牙龈出血。舌暗红，边尖齿痕，苔薄白，脉弦细。继续按上方加减治疗。

随访至今，病情稳定。

按：本例病案患者乙肝肝硬化病程日久，精血亏损，水不涵木，肝阴不足，致肝血运行缓慢成瘀，发为胁痛。肝气郁结，故见右胁隐痛、易烦躁，横逆犯脾，脾虚失运，无以化生气血，故见乏力、纳差；肝阴虚，乃见口干明显、眼干眼朦；阴虚化火，热扰心神，故见眠差；肝肾同源，肝病日久必伤肾，故见腰酸。因此，初诊辨证属肝郁阴虚,治以滋阴柔肝、理气通络,方以和合疏养方合一贯煎加减。方中柴胡辛散疏肝,白芍敛阴柔肝,二者合用,一散一收,重在疏肝柔肝;北沙参、白术、茯苓、甘草方取四君子汤之义,起益气健脾之效;枳壳行气宽中除胀,与白术相伍成枳术丸之义以健脾消食、行气化湿;丹参活血化瘀;生地、枸杞子、杜仲滋补肝肾;北沙参、麦冬、当归滋阴养血柔肝;川楝子疏泄肝热、行气止痛;酸枣仁补肝宁心、生津安神;甘草调和诸药。同时对患者进行"话疗",纳入中医肝病慢病管理,配合中医外治解毒化瘀膏外敷右胁部,以达到身心同治、内外合治之目的。二诊,患者诸症改善,但右胁隐痛改善不明显,初诊方去酸枣仁,改予延胡索加强行气活血止痛之力。三诊,患者右胁隐痛明显减轻,已无乏力、腰酸、易烦躁诸症,仍有口干、眼干眼朦,故二诊处方去川楝子以防泄肝热太过损及肝阴,去杜仲防甘温伤阴,加菊花清肝明目、石斛养阴明目。新发刷牙时牙龈出血,考虑为肝肾阴血亏虚,导致虚火上炎而致出血,将枸杞子加量至 30 g。四诊时患者已无右胁隐痛,其余诸症明显改善或消失,继续维持治疗。该患者的辨证治疗,应抓住肝郁脾虚及肝阴虚这两个重点,肝郁脾虚是发病的基础,肝阴虚是病情的进展,是当下的主要表现,治疗时应削其肝郁脾虚的根基,斩其肝阴虚的主干,方能取得良效。

## 参考文献

[1] 朱娅莉,池晓玲.和合疏养方联合恩替卡韦治疗慢性乙型肝炎临床疗效观察[J].广西医学,2015,37(3):321-323.

[2] 池晓玲,吴黎明,蒋俊民,等.柴芍六君汤干预慢性乙型肝炎患者 YMDD 变异的临床研究[J].中华肝脏病杂志,2009(6):440-442.

[3] 吴惠君,吴树铎,池晓玲,等.和合疏养方对肝郁脾虚证慢性乙型肝炎患者免疫功能的调节作用[J].新中医,2016,48(5):99-102.

[4] 卓永祥,彭梦楠,林明,等.运用疏肝健脾法治疗乙肝肝纤维化的临床疗效评价[J].广州中医药大学学报,2020,37(11):2063-2068.

[5] 萧焕明,吴惠君,谢玉宝,等.和合疏养方治疗实验性大鼠肝纤维化的疗效评价[J].中国实验方剂学杂志,2016,22(18):132-135.

[6] 赵朋涛,池晓玲,李泽鹏,等.基于中医认知疗法探讨慢性乙型病毒性肝炎"话疗"[J].辽宁中医药大学学报,2013,15(8):155-157.

[7] 池晓玲,蒋俊民,萧焕明,等.中药离子导入治疗瘀血阻络型慢性乙型肝炎40例疗效观察[J].辽宁中医杂志,2008(1):72-73.

[8] 欧金龙,黎胜,萧焕明,等.解毒化瘀膏治疗慢性肝病伴胁痛148例临床研究[J].新中医,2019,51(3):156-158.

(蔡高术 施梅姐 萧焕明)

# 虚实错杂难循一法　审证求机贵在灵活
——张国梁教授论治慢性乙型肝炎

张国梁(1961—),男,安徽中医药大学第一附属医院传染病诊疗中心主任,主任医师,硕士生导师,安徽省第二届江淮名医、安徽省首届名中医,徐经世国医大师传承工作室主任,安徽中医徐氏医学第四代传承人,第六批全国老中医药专家学术经验继承工作指导老师。

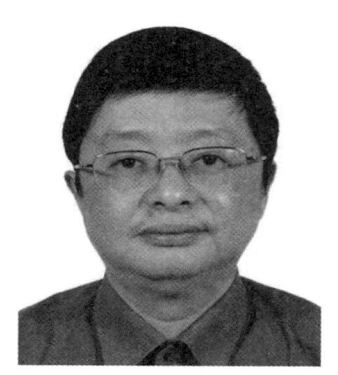

1984年7月毕业于安徽中医学院中医系,从事中医和中西医结合诊治感染病至今,应用中医、中西医结合方法诊治病毒性肝炎、肝硬化、肝腹水、肝性脑病、肝衰竭、消化道出血、脂肪肝、原发性肝癌、自身免疫性肝病、艾滋病、手足口病等多种感染性疾病。

主持或参与国家级、省部级、地厅级科研项目10余项,发表学术论文80余篇,其中SCI收录论文4篇,主编、副主编或参编专著5部;获得省级科研成果8项、专利1项。

担任的社会职务:国家中医药管理局中医药防治传染病工作专家指导委员会委员、国家中医药管理局中医药防治艾滋病专家委员会委员、中华中医药学会肝胆病专业委员会常务委员、中国中西医结合学会肝病专业委员会常务委员、中国民族医学会传染病分会常务副主任委员、安徽省中医肝胆病(感染病)专业委员会主任委员、安徽省传染病与寄生虫病专业委员会副主任委员、安徽省医师协会传染病分会副主任委员、国家中医药管理局医政司传染病重点专科协作组组长,《中医药临床杂志》《中西医结合肝病杂志》《实用肝胆病杂志》《临床肝胆病杂志》《安徽医药》等学术期刊编委。

# 一、胁痛源流

胁痛是指以一侧或两侧胁肋部疼痛为主要表现的一类临床病证,是临床上一种比较常见的自觉症状。该病最早见于《黄帝内经》并明确指出了其病位主要在肝胆,如《素问·脏气法时论》中指出"肝病者,两胁下痛引少腹,令人善怒";《灵枢·五邪》篇还指出:"邪在肝,则两胁中痛……恶血在内。"此外,《灵枢·经脉》篇云:"胆,足少阳之脉,是动则病口苦,善太息,心胁痛,不能转侧。"东汉张仲景《金匮要略》中有"留饮者,胁下痛引缺盆""水在肝,胁下支满"之论,指出了水饮停留于肝或胁肋部可引起疼痛的病变特点。另外,在《伤寒论·辨太阳病脉证并治》中还具体指出了胁痛的治法:"设胸满胁痛者,与小柴胡汤。"严用和《济生方·胁痛评治》中指出,"夫胁痛之病……多因疲极嗔怒,悲哀烦恼,谋虑惊忧,致伤肝脏",认为胁痛的病因主要是由于情志不遂所致。《证治汇补·胁痛》进一步对胁痛的治疗原则进行了系统阐释:"治宜伐肝泻火为要,不可骤用补气之剂,虽因于气虚者,亦宜补泻兼施……故凡木郁不舒,而气无所泄,火无所越,胀甚拒按者,又当疏散升发以达之,不可过用降气,致木愈郁而痛愈甚也。"明代医家吴崑《医方考》专列"胁痛门"指出:"胁者,肝胆之区也。肝为尽阴,胆无别窍,怒之则气无所泄,郁之则火无所越,故病证恒多。"明确了胁痛的病位及病因主要是肝失疏泄。在具体治法上明代新安医家论述最为详尽,《赤水玄珠》有"胁痛"专篇,较为详细介绍了胁痛的病因病机和理法方药。认为肝气实者应以柴胡、川芎、青皮、苍术疏之;肝火盛者以当归龙荟丸泻之;血积者以桃仁、红花、香附、川芎破之;痰饮流注者,以南星、半夏、苍术、川芎豁之;郁宜开郁,寒宜散寒。书中所列枳芎散、推气散、当归龙荟丸、鸡鸣散、复元活血汤、柴胡泻肝汤等方沿用至今。

由上可见,胁痛的病因主要为情志不遂、饮食失节、久病体虚等多种因素致肝气郁结,肝失条达或瘀血停着,闭阻胁络或湿热蕴结,肝失疏泄或肝阴不足,络脉失养等多种病理变化最终导致胁痛的发生。临床上胁痛可见于多种疾病之中,如急慢性肝炎、胆结石、胆囊炎、胆道蛔虫、肋间神经痛等。

## 二、病因病机

在慢性肝炎中病毒性肝炎患者最为常见,治疗也颇为棘手。张国梁教授从事中医药诊治慢性肝炎长达三十余年,在慢性乙型肝炎的诊治上积累了丰富经验,认为因肝主疏泄,性喜条达而恶抑郁,肝脏受病,多表现为肝经气郁不舒。另外,肝位于胁下,其经脉循行于两胁之间,因此胁痛是慢性乙型肝炎常见的临床症状之一。对于其病因病机多认为主要由于情志不舒或外感湿热疫毒之邪或饮食不节、劳倦内伤或久病他脏之病累及肝等导致肝失疏泄,肝经气滞、血行不畅而致血瘀、湿热疫毒等邪郁结于肝使肝体络脉失养。其病机主要包括以下几个方面。

### 1. 肝失疏泄，气郁不舒

古卜早在《内经》中既已认识到情志失调可以使肝气郁结，气郁不舒，不通则痛而发展成胁痛。如《素问·脏气法时论》谓："肝病者，两胁下痛引少腹，令人善怒。"《灵枢·邪气脏腑病形》曰："……有所大怒，气上而不下，积于胁下，则伤肝。"《金匮翼·胁痛统论》指出："肝郁胁痛者，悲哀恼怒，郁伤肝气。"《杂病源流犀烛·肝病源流》也指出："气郁，由大怒气逆……皆令肝火动甚，以致胁肋痛。"由此可见胁痛的发生首先是由情志不舒导致肝脏疏泄失调，气机郁滞从而引起气滞、血瘀等一系列病理变化。

### 2. 湿热疫毒，蕴结肝胆

外感湿热疫毒之邪或内伤饮食致使脾胃受损酿湿生热蕴结肝胆从而使肝胆失于疏泄，气机阻滞，不通则痛。清代著名医家沈金鳌在其著作《沈氏尊生书·诸黄源流》中提出"疫毒之邪可致黄疸"，明确指出了疫毒之邪与肝胆疾病的关系。李用粹《证治汇补·胁痛》指出，"湿热郁火，风冷外侵皆可令胁痛"，说明湿热郁火也可导致胁痛。近代以来不少医家从温病学角度认为慢性乙型肝炎具有的传染性，与"五疫之至，皆相染易……"的疫毒学相类似，并且慢性乙型肝炎一旦进展至肝硬化或重症肝炎阶段则危害巨大，不仅病情进展迅速而且变化复杂，与疫毒致病的暴戾性特征相类似。另外,从乙肝病毒携带来看,慢性乙型肝炎又与"伏邪"相似,因此慢性乙型肝炎可归属于"瘟疫"范畴[1]。同时还指出了慢性乙型肝炎的毒邪主要来源于两个方面:一是外感湿热疫毒之邪;二是脏腑功能失调产生的内生之毒。毒邪壅滞于肝体,阻滞气机而致气机不畅从而引起气血瘀滞,瘀久不消又可进一步与疫毒之邪相合而成瘀毒。

### 3. 气滞瘀血阻络

因肝主疏泄、主藏血,因此肝气与肝血在生理上联系密切,在病理上也相互影响,气行则血行,气郁日久可致气病及血,久则可引起血行不畅而致瘀血停留。正如叶天士《临证指南医案·胁痛》所说:"久病在络,气血皆窒""经主气,络主血,久病血瘀。"因此,瘀血阻络不仅是慢性肝炎的致病因素,也是其发展到一定阶段后的病理产物。

### 4. 久病肝体不足或他脏之病累及于肝

久病或劳欲过度使精血暗耗,肾病及肝,导致肝体不足,络脉失养,亦可发为胁痛。如清代著名医家尤怡《金匮翼·胁痛统论》中说:"肝虚者,肝阴虚也……肝之脉贯膈布胁肋,阴虚血燥则经脉失养而痛。"《内经》谓"邪之所凑,其气必虚"。因此,张国梁教授认为久病正气亏虚常常贯穿于胁痛发病的始终,这也是其迁延不愈的重要原因。另外,他脏之病传于肝脏也可引起胁痛。《景岳全书·胁痛》中提出:"胁痛之病,本属肝胆二络……然而心肺脾胃肾与膀胱亦皆有胁痛之病。"

因此,胁痛病位虽主要在肝,但病久又可与脾、胃、肾等脏腑相关。其病机演变常为感受湿热疫毒之邪,肝失疏泄从而可出现气滞、血瘀等病理变化,病久毒损肝体同时肝病及脾,气血生化无源则会出现正虚邪恋,本虚标实之势。

## 三、临证经验

张国梁教授认为慢性乙型肝炎的演变过程主要为"病初在肝,继而传脾,久病及肾"。病初病位较浅,邪在气在经,病久邪气入络入血。机体感受湿热疫毒之邪,久滞肝脾,胶着难去,疾病迁延不愈,日久气机壅滞,正气亏损,瘀毒内结,肝络受损,最终发展为肝脾肾亏虚。临床当分期论治:早期应以清热解毒,调达木郁;中期肝病及脾应肝脾同调,除邪务尽;病至后期正虚邪实则当扶正祛邪,活血通络。临床辨证应分清气、血、虚、实。气滞、湿热、瘀毒而致的胁痛,多为实证;肝阴不足进而延及脾肾可见脾肾亏虚等虚证的表现。气滞日久常可导致血瘀凝结;瘀毒或湿热日久,又可兼有气滞。湿热或热毒伤阴或久病误治还可出现肝阴不足、正气亏损的虚实夹杂证候。

另外,虚证和实证也并非一成不变,随着疾病进展,虚实可相互转变,辨证时应全面分析,辨明主次。治疗应以通为主,兼顾中焦脾胃。实证多采用理气、疏肝、祛瘀、清热、利湿、解毒等法;虚证以滋水涵木、扶土抑木为治,同时亦可适当加入理气之品,疏通肝气,以提高疗效。但理气不宜过用辛燥,以免更伤其阴,应选性平调气之品。

## 四、治法方药

根据慢性乙型肝炎病初在肝,继而传脾,久病及肾的发展规律,病初病位较浅,邪在气在经,病久邪气入络入血,其治疗应分期论治。初起实证居多,继而虚实夹杂延及他脏,病至后期则多见正虚邪微,大法当扶正祛邪。张教授从事中医肝病临床三十余年,总结了疏肝、解毒、清热、泻肝、扶正、健脾、醒脾、理气、活血、凉血、补肾、补肝、填精、活血等多种方法,临证虽需根据疾病进展采用不同治法,但需注意不可拘泥于一法一方及病程分期,应根据疾病的病机因人而异,灵活运用。以下仅从胁痛常见病程阶段,简要介绍一二,以供临床参考。

**1. 疏肝解郁,清热解毒**

病初病位轻浅,邪在气在经,常表现为正盛邪实之候;且肝主疏泄,性喜条达,因此病初宜以疏肝理气,调达木郁为主。临床常用柴胡疏肝散、四逆散等加减,对病程短、病位浅者确有解郁止痛之效;若肝郁日久,必致肝络瘀阻,其疼痛明显者则常需佐以活血通络之品,如延胡索、郁金、桃仁、莪术、当归尾等。肝为刚脏,体阴而用阳,临证用药宜柔而不宜伐,理气药物大多辛温香燥而不利于肝体,如久用或用量不当往往易耗损阴血使病情加重。因此,临证当注重肝之生理特性,用药不可偏颇。对于气滞轻浅,症见精神抑郁、脘胁不适、纳谷不馨者一般选用陈皮、砂仁、枳壳、苏梗等芳香疏郁之品;若气滞较重,症见胸胁胀满、气滞胃痛以及积滞、痞块者则宜选用青皮、柴胡、木香、延胡索、郁金、川芎等辛宣破结之品;如气滞日久兼见阴血不足者,在疏肝解郁的同时常常伍用柔肝养阴之品,以防耗伤阴血,药物常选枸杞子、白芍、山茱萸、北沙参、酸枣仁、当归等。

木郁达之,肝气不舒,理应疏泄,但慢性乙型肝炎尚有疏之不应者;此时还应注重调理脾胃,特别要注重脾胃升降功能。从肝脾、肝胃的关系来恢复脾胃升降之枢,若肝郁不达,脾阳不升则会出现"肝郁脾陷"的证候,症见脘胀胁痛、食后尤甚、情志抑郁不畅、周身困倦、大便稀溏、舌苔白腻,边有齿痕,妇女可见月经不调、带下量多等症。此时应着眼于补脾升阳以达肝郁,方选四逆散合异功散,气滞甚而纳谷不馨,食后脘胀较甚者加木香以醒脾行气,增强运脾之力。方中柴胡疏肝气、升清阳,枳实泄浊阴、散气滞;与党参、白术同用,消补兼行,以助脾运,此即"肝病治脾"之训。

另外,慢性乙型肝炎是湿热邪毒郁蒸中焦,侵及肝胆而成。因此,治疗还应注重解毒,给邪以出路,临证常取用垂盆草、半枝莲、白花蛇舌草等药。这些药物具有很强的清热解毒作用,尤其适用于疫毒稽留、湿热蕴结不解、ALT 增高的患者,有快速降酶的作用。针对慢性乙型肝炎患者,张国梁教授常在疏肝理气基础上配合清热解毒之法,但应注意的是滥用苦寒清热解毒之品有可能非但无效,反致邪毒深伏。脾胃为人体气机升降之枢纽,脾胃升降正常方能受纳、腐熟、运化水谷,传糟粕于体外。肝胆为气机出入的枢纽,如果其气机升降出入失常,则一身之气皆有可能受到影响。因此,善治病者重视调气,善调气者重视调畅肝胆脾胃之气。肝病治疗大法应以恢复肝胆脾胃升降出入之能。肝属木,主少阳春升之气,其性升发,苦寒之药虽可清热解毒,但用之过度就会郁遏肝脏的升发之气,致其升发无权,疏泄无力;同时又可影响脾胃阳气,使之纳化呆滞,运化失常。

**2. 疏肝健脾,活血止痛**

肝郁不舒则脾胃难健,瘀血不去则新血难生,对此类虚实错杂之证必须小剂缓进,缓缓图治。慢性肝炎患者以肝经气郁不舒者为多见，以肝逆脾遏，土壅木郁，气机不宣为主要病机。治疗应抓住肝郁气滞，木不调达，脾失健运所致肝脾不和的临床见证。肝经气郁日久，脾失健运，临床常表现为肝区胀痛或隐痛或刺痛，性情急躁易怒，睡眠不稳；食欲减退，纳谷不馨；胃脘痞满胀痛，大便不爽，神疲乏力，脉多见弦。本证即叶天士所说的"肝木乘脾土"，治疗原则首先在于疏肝解郁，健脾行气，方宜选用逍遥丸、四逆散、柴胡疏肝散等方加减。疏肝气宜用柴胡、香附、合欢花、川楝子、川芎等辛香理气之品，症见胃脘胀满不舒者宜随症加入枳壳、陈皮、砂仁、厚朴等行气之品；若症见纳谷不馨者宜加木香、砂仁等醒脾行气药。健脾则多用白术、山药、茯苓、白扁豆、党参、炙甘草、薏苡仁等。脾喜燥而恶湿，若脾气虚弱则运化功能障碍，痰饮水湿内生，水湿又可困遏脾气致使脾气不升，而成湿困脾阳之证。另外，内湿外湿皆易困遏脾气，影响脾之运化功能，因此临证应针对脾虚生湿的病证予健脾与利湿同治，此即所谓"治湿不理脾，非其治也"。因此，在用药上常常选用具有健脾利湿功效的中药，如薏苡仁、白术、茯苓、白扁豆等。另外，值得注意的是生白术与炒白术在临床应用上也颇有讲究。如临证见脘闷纳呆、大便溏泄、舌苔白滑等脾虚湿困证宜选用炒白术，以其健脾燥湿之功著；如症见大便溏薄、口干口苦、舌苔燥或黄而少津等，虽有脾虚见证仍宜选生白术,以其补而能润;同时健脾药宜选用山药、白扁豆等,而少用健脾燥湿药物。

肝病日久症见肝区胀痛或刺痛或隐痛等肝区不适,如疏肝不应,则宜兼用活血止痛之法。因肝之生理功能不仅主疏泄,性喜调达,还应注意到肝为藏血之脏,血液运行不仅有赖于心气的推动、肺气宣肃,还有赖于肝气的疏泄调畅;若肝郁日久,气行不畅则可致血瘀为痛,血瘀又可加重气机运行障碍,气血瘀阻则疏肝理气只治其标不治其本。因此,疏肝不应,则应加用活血化瘀药。张教授认为肝病日久必兼瘀血,正如清代叶天士《临证指南医案》所言,"经主气,络主血""初为气结在经,久则血伤入络"。因此,临证常常选用丹皮、川芎、赤芍、桃仁、丹参等药,如疼痛较甚则加用延胡索、郁金等行气活血止痛药;如合并有黄疸者则重用赤芍,其认为黄疸为瘀热胶结在里,赤芍不仅能散邪,且能行血中瘀滞。现代医学也证明赤芍具有利胆退黄,改善肝脏及全身微循环的作用。

### 3. 扶正调中,补肾养肝

《黄帝内经》在论厥阴病治法时提出"调其中气,使之平和",张锡纯《医学衷中参西录·论肝病治法》指出:"《内经》谓,'厥阴不治,求之阳明',《金要略》谓,'见肝之病,当先实脾',先圣后圣,其揆如一,此诚为治肝者之不二法门也。"意即厥阴病久治不愈应当求治于阳明,与后句"见肝之病,当先实脾"相对应,说明厥阴肝经病证既可从脾治疗,也可从阳明胃论治。张锡纯进一步阐释为:"欲治肝者,原当升脾降胃,培养中宫,俾中宫气化敦厚,以听肝木之自理。"陈修园曰:"厥阴风木之为病也,其主之者,养胃和中,所谓厥阴不治取之阳明是也。"胁痛病起于肝而延及于脾,肝气郁结久则克脾犯胃,水湿不得运行,则致肝郁更甚,血行受阻,终致气滞、湿热、瘀毒等留滞不去。另外,脾胃为气血生化之源,腹中真气所主之地,肝病日久正气不支,则病邪留恋不去。因此,大法宜扶正调中,中州健运,则正气渐旺而能抗邪于外。

肝主藏血而肾主藏精,肝主疏泄而肾主封藏,肾与肝为母子相生关系。因此,肝肾之间的关系,主要表现在精血同源、藏泄互用以及阴阳互滋互用等方面,精血依赖水谷之精化生和充养,且能相互资生。清代张璐《张氏医通》说的"精不泄,归精于肝而化清血",即是说肾精化为肝血,肾精与肝血一荣俱荣,一损俱损,病理上肝血不足与肾精亏损多可相互影响。另外,肝气疏泄可促使肾气封藏有度,肾气闭藏可防止肝气疏泄太过。肝病日久不仅可以出现肝血肾精的化源不足,还可因肝失疏泄导致肾失封藏,而出现肾精亏损的临床表现,具体表现有胁痛隐隐、爪甲不荣、面色黧黑、腰膝酸软等。此时应滋水涵木,补肾以养肝:补肾宜用黄精、女贞子、墨旱莲、菟丝子等；养肝体宜选用枸杞子、白芍、山茱萸、北沙参、酸枣仁、当归等药。

## 五、验案举隅

### 案1

张某，男，31岁。

初诊：2018年4月10日。

病史：患者有乙肝病史10余年，其间监测肝功能正常，2016年5月患者因右上腹隐痛、乏力、纳差于当地医院就诊。查肝功能：ALT 110 U/L，AST 93 U/L，GGT 174 U/L，A/G 1.2；乙肝五项：HBsAg(＋)，抗HBe(＋)，抗HBc(＋)；HBV-DNA $3.53×10^5$ U/mL；AFP 10.8 ng/mL；肝胆胰脾彩超示肝脏回声增粗。诊断为慢性乙型病毒性肝炎，予以甘草酸二铵、谷胱甘肽保肝降酶，恩替卡韦抗病毒治疗。2018年4月10日复查：肝功能ALT 95 U/L，AST 107 U/L，GGT 98 U/L，A/G 1.3。

既往史：否认高血压病、糖尿病、肺结核等病史。

个人史及家族史：否认饮酒史以及长期服药史，否认家族肝癌病史，母亲有乙肝病史。

刻诊：情绪焦虑抑郁，右胁肋部疼痛，腹胀，神疲乏力，纳差，大便溏结不调，2～3次/日，便前腹痛，泻后痛缓,无黏冻及脓血,无畏寒发热,小便正常,夜寐尚可。

查体:慢性面容,皮肤及巩膜无黄染,皮肤弹性可,腹部平坦,无腹壁静脉曲张,双下肢不肿。舌淡红,苔薄白稍腻,脉弦弱。

中医诊断:胁痛(肝郁脾虚证)。

西医诊断:慢性乙型病毒性肝炎。

治法:疏肝健脾,扶正祛邪。

处方:生黄芪 30 g,北柴胡 15 g,川芎 10 g,赤芍 12 g,白芍 12 g,炒白术 15 g,炒枳壳 10 g,陈皮 12 g,太子参 12 g,垂盆草 30 g,香附 12 g,生甘草 6 g。水煎服,一日两次,14 剂。

二诊:2018 年 5 月 27 日。

患者腹胀、乏力症状稍减轻,纳谷不馨,稍多食则脘腹胀满。复查肝功能:ALT 45 U/L,AST 67 U/L,GGT 58 U/L,A/G 1.3。舌淡红,苔薄白稍腻,脉弦弱。

处方:上方加炒谷芽 15 g、炒麦芽 15 g、木香 12 g。14 剂。

三诊:2018 年 6 月 23 日。

患者自觉体力有增,纳食渐馨,大便逐渐恢复正常;仍有右胁肋部隐痛不适,睡眠欠稳,复查肝功能恢复正常。舌淡红,苔薄白润,脉弦。

处方:生黄芪 30 g,北柴胡 15 g,川芎 10 g,白芍

12 g,炒白术 12 g,太子参 12 g,枸杞子 12 g,女贞子 12 g,墨旱莲 12 g,生甘草 6 g。14 剂。

四诊:2019 年 1 月 13 日。

患者前方加减间断服用半年余,刻下肝功能恢复正常,饮食睡眠可,乏力、胁肋部隐痛等不适症状基本消失,嘱患者定期复查。

按:本案患者为慢性乙型病毒性肝炎患者,临床表现以胁肋部疼痛、纳差、乏力等为主要表现,可归属于中医胁痛范畴,证属肝郁脾虚,正虚邪恋。诚如《金匮要略》所说:"见肝之病,知肝传脾,当先实脾。"另外,患者罹患乙肝病毒日久,湿浊毒邪留恋不去,脾虚失运,气血生化乏源,正气不足以抗邪于外,故疾病往往缠绵难愈。治疗宜采用疏肝健脾、扶正祛邪为主,一诊二诊以柴胡疏肝散合补中益气汤加减,方中以柴胡功善疏肝解郁,香附理气疏肝而止痛,川芎活血行气以止痛,二药相合助柴胡以解肝经之郁滞,并增行气活血止痛之效;陈皮、枳壳理气行滞,芍药、甘草养血柔肝,缓急止痛;黄芪、白术之甘温以补正气之不足,且黄芪生用补中有宣通之力。一诊二诊患者乏力、纳差等消化道症状明显改善,但胁痛症状改善不明显,考虑肝病日久及肾,疏肝不应,宜滋肾柔肝补养肝体,故减理气疏肝之品,以防肝气疏泄太过,加入滋肾柔肝的女贞子、墨旱莲、枸杞子等而获效。

### 案 2

曹某,女,34 岁。

初诊:2017 年 5 月 13 日。

病史：患者2016年4月因"乏力纳差半年余"就诊。检查肝功能发现：ALT 197 U/L，AST 126 U/L。乙肝五项示：乙肝病毒表面抗原（HBsAg）35 052.7 U/mL，乙肝病毒e抗体（HBeAb）18.9 col/mL，乙肝病毒核心抗体（HBcAb）23.9 col/mL；HBV－DNA $2.96×10^6$ U/mL。消化系统彩超示：肝脏弥漫性病变。诊断为慢性乙型病毒性肝炎，西医予以恩替卡韦抗病毒，甘草酸二铵、谷胱甘肽保肝降酶治疗后HBV－DNA转阴，但患者反复出现乏力、纳差、胁肋部胀痛、肝功能反复异常，特来求治中医。

既往史：否认高血压病、糖尿病、肺结核等病史。

个人史及家族史：否认饮酒史以及长期服药史，母亲有乙肝病史，哥哥有乙肝肝硬化病史。

刻诊：乏力，纳差，口干口苦，右上腹胀痛，情绪急躁易怒，月经不调，经前乳房胀痛，眠差，大便溏结不调，小便正常。

查体：肝病面容，肝脾肋下未触及，右上腹叩击痛（＋），舌质红，苔薄黄腻，脉弦数。

中医诊断：胁痛（肝郁气滞、毒热蕴结证）。

西医诊断：慢性乙型病毒性肝炎。

治法：疏肝理气，清热解毒，透邪解郁。

处方：北柴胡15 g，川芎10 g，赤芍12 g，炒白芍

12 g,炒枳壳 10 g,合欢花 12 g,白花蛇舌草 10 g,半枝莲 10 g,垂盆草 30 g,郁金 10 g,黄连 6 g,栀子 10 g,生甘草 10 g。水煎服,一日两次,14 剂。

二诊:2017 年 6 月 7 日。

患者口干口苦、腹胀、心烦易怒等症状均有减轻,唯觉纳食不馨,稍多食则脘胀不适。复查肝功能示:ALT 75 U/L,AST 89 U/L,A/G 1.4。舌质红,苔薄黄稍腻,脉弦数。

处方:上方加炒谷芽 25 g、鸡内金 12 g。14 剂。

三诊:2017 年 7 月 1 日。

患者饮食渐增,口干口苦症状基本消失,胁肋部胀痛、心烦易怒、睡眠等均有改善,月经周期紊乱,复查肝功能基本正常。舌质红,苔薄黄稍腻,脉弦数。

处方:柴胡 12 g,白芍 12 g,炒枳壳 15 g,合欢花 12 g,白花蛇舌草 10 g,半枝莲 10 g,垂盆草 30 g,郁金 10 g,炒黄连 6 g,栀子 10 g,生甘草 10 g。14 剂。

四诊:2017 年 7 月 25 日。

食欲渐增,胁肋胀痛感及心烦易怒症状明显减轻,睡眠可,月经周期及大便基本正常。复查肝功能示:ALT 75 U/L,AST 89 U/L,A/G 1.4。乙肝五项示:乙肝病毒表面抗原(HBsAg)23 052.45 U/mL,乙肝病毒 e 抗体(HBeAb)23.9 col/mL,乙肝病毒核心抗体

（HBcAb）19.6 col/mL；HBV-DNA $2.96\times10^4$ U/mL。舌质红，苔薄，脉弦。慢性乙型肝炎常病程长，病情缠绵难愈，药进症减，故宜守方续进以竟全功。后患者守方间断服用半年余，门诊随访病情稳定，肝功能等各项检查指标均有明显好转。

按：本案患者为慢性乙型病毒性肝炎患者，临床表现以胁肋部疼痛、心烦易怒、月经不调、口干口苦为主症，证属肝郁气滞，毒热蕴结为患。治宜疏肝理气、清热解毒、透邪解郁，方用四逆散加减。方中取用柴胡入肝胆经，升发阳气，疏肝解郁，透邪外出；白芍敛阴柔肝，与柴胡合用以补养肝血，调达肝气，使柴胡升散而无耗伤阴血之虞，为调肝常用组合。枳实理气解郁，泻热破结，与柴胡一升一降可达舒畅气机之功；与白芍相伍又能理气和血，使气血调和。甘草调和诸药，益脾和中，又能防止诸苦寒清热药伤中败脾之弊端。白花蛇舌草、半枝莲清热解毒，用于四逆散方中可使毒热蕴结之邪透达于外，现代药理学研究发现白花蛇舌草、半枝莲具有抗病毒、抗炎、免疫调节等作用，对乙肝病毒有明显抑制作用[2-4]。垂盆草甘淡微寒，具有利湿退黄，清热解毒之效，现代药理学研究[5-6]发现其具有较好的保肝降酶功效，临床上对多种原因引起的反复肝功能损害在辨证论治基础上加入垂盆草常常可起到事半功倍的疗效。

## 案3

张某某，男，48岁。

初诊：2017年8月23日。

病史：患者2016年7月因"右上腹隐痛伴乏力纳差半年余"就诊。检查发现肝功能：ALT 87 U/L, AST 96 U/L, A/G 0.9。乙肝五项示：乙肝病毒表面抗原（HBsAg）10 052.4 U/mL, 乙肝病毒e抗体（HBeAb）97.5 col/mL, 乙肝病毒核心抗体（HBcAb）83.6 col/mL; HBV-DNA $3.46\times10^5$ U/mL。消化系统彩超示：肝脏弥漫性病变。诊断为肝硬化（慢性乙型肝炎，代偿期），西医予以恩替卡韦抗病毒，甘草酸二铵、多烯磷脂酰胆碱保肝降酶治疗后肝功能恢复正常，但患者自觉反复出现胁肋部刺痛（夜晚明显）、乏力、纳差，特来求治中医。

既往史：有慢性乙型肝炎病史20余年，否认高血压病、糖尿病、肺结核等病史。

个人史及家族史：否认饮酒史以及长期服药史，母亲有乙肝肝硬化病史。

刻诊：右侧胁肋部刺痛，倦怠乏力，纳差，食后腹胀，大便溏，小便正常。

查体：慢性肝病面容，肝脾肋下未触及，胸前可见蜘蛛痣，右上腹叩击痛（＋），脾大，右肋缘下2横指，边钝质硬无触痛。舌质紫黯，苔薄，脉弦虚涩。

中医诊断：胁痛（肝郁脾虚、瘀血阻络证）。

西医诊断：肝硬化（代偿期），慢性乙型肝炎。

治法：疏肝健脾，活血通络。

处方：黄芪 50 g,生白术 15 g,太子参 15 g,茯苓 15 g,丹参 30 g,赤芍 30 g,鳖甲(先煎)30 g,莪术 10 g,三七粉(冲服)5 g,当归 10 g,陈皮 15 g,柴胡 12 g,合欢花 15 g,谷芽 25 g,生甘草 6 g。水煎服,一日两次,14 剂。

二诊：2017 年 9 月 15 日。

患者精神状态转佳,乏力、纳差较前改善,胁肋刺痛感有所减轻,大便仍溏。舌质紫黯,苔薄白稍腻,脉弦虚涩。复查肝功能示：ALT 68 U/L,AST 73 U/L,A/G 1.0。

处方：上方加延胡索 12 g、郁金 12 g。14 剂。

三诊：2017 年 10 月 9 日。

患者饮食渐增,乏力、纳差、胁肋刺痛较前明显减轻,大便转常。复查肝功能 ALT 73 U/L,AST 86 U/L,A/G 1.0。舌质暗淡,苔薄腻,脉弦涩。

处方：上方丹参、赤芍减为 20 g,加垂盆草 15 g。14 剂。

四诊：2017 年 11 月 2 日。

食欲渐增,精神状态良好,胁肋部刺痛感基本消失,二便基本正常,舌质黯淡,苔薄,脉弦涩。复查肝功能示：ALT 45 U/L,AST 49 U/L,A/G 1.14。舌质红,苔薄,脉弦。肝病日久,正气亏损,气滞血阻,呈虚实夹杂之候,治疗颇为棘手,方药初见功效,仍宜守方缓缓图之,以上方减其药量间断服用半年余,后随访患者肝功能等检查基本正常,精神状态良好。

按:《灵枢》云:"是故虚邪之中人也,始于皮肤……留而不去,则传舍于络脉,在络之时,通于肌肉,其痛之时息,大经乃代。"清代著名医家叶天士进一步提出,"夫痛则不通,通字须究气血阴阳,便是看诊要旨矣"。本案患者感染乙肝病毒20余年,湿热疫毒久羁,其病迁延或由病家食养失宜,失治误治,从而导致病邪由浅入深,由气及血,久则正气亏虚,邪气深踞。治疗大法宜扶正健脾,活血散结,张国梁教授以自拟软肝饮为基础。方中黄芪、白术之甘温补脾以扶正气之不足,且黄芪生用则补中有宣通之力。莪术之辛散软坚散结以攻深伏之邪。鳖甲之咸寒以软坚消癥。正如张锡纯《医学衷中参西录》所言:"莪术味微苦,气微香,亦微有辛意,为化瘀血之要药……性非猛烈而建功甚速。其行气之力,又能治心腹疼痛,胁下胀痛,一切血凝气滞之证。若与参、术、芪并用,大能开胃进食,调血和血。"丹参、赤芍以开通,则补而不滞。柴胡疏肝解郁,与合欢花则疏肝解郁之功益甚。陈皮能行脾胃之气滞。三七善化瘀血,又能止血妄行,能化瘀血而不伤新血。全方有标本兼顾、攻补兼施之效。

## 参考文献

[1] 张秋云,刘绍能.慢性乙型肝炎"毒邪论"[J].中国中医药信息杂志,2006,13(8):82-83.

[2] 杨俊,许军,刘燕华,等.白花蛇舌草抗乙肝病毒化合物体外筛选[J].时珍国医国药,2013,24(6):1402-1403.

［3］周凌凌,胡筱希,丁霞.半枝莲提取物抗乙肝病毒体外实验研究[J].中药材,2015,38(5):1042-1045.

［4］赵杰,官守涛,孙设宗,等.半枝莲多糖清除氧自由基及抗脂质过氧化作用[J].中成药,2012,34(7):1361-1364.

［5］潘金火,潘萍.垂盆草总黄酮的保肝降酶作用及其化学成分的鉴别研究[J].时珍国医国药,2010,21(8):1930-1934.

［6］潘金火,何满堂,罗兰,等.垂盆草不同提取部位保肝降酶试验[J].时珍国医国药,2001(10):888-890.

(周 灏 刘丽丽 侯 勇)

# 气血虚实调和肝脾　病证分治求同存异
——施维群辨治胁痛的临床经验

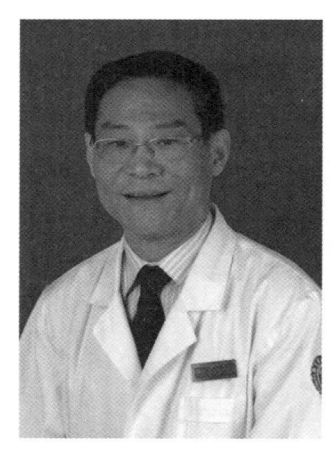

施维群(1953—),男,浙江中医药大学教授、主任中医师。第六批全国老中医药专家学术经验继承工作指导老师、浙江省名中医。兼任中华中医药学会学术流派分会副秘书长,中国中西医结合学会肝病专业委员会委员,中华中医药学会肝胆病分会顾问,中国民族医药学会肝病分会副会长,中国医师协会中西结合学会肝病专家委员会常务委员,"世中联"肝病专业委员会常务理事,浙江省中医药学会名老中医经验和学术流派传承分会主任委员,及《中西医结合肝病杂志》《海南医学杂志》编委,《临床肝胆病杂志》《中国肝脏病杂志》等学术杂志审稿专家。

省自然基金同行评审专家。承担各级各类课题10余项，国内外核心杂志发表论文50余篇；主编和参编7部专著；主持国家、省级中医药继教项目10项（次），主办"中西医结合抗肝纤维化高峰论坛"7届；培养研究生和师承人员30余名；获省部级和厅局级科技进步（创新）奖项9项（次），国家发明专利2项。

建有施维群全国名老中医传承工作室。悬壶50载，秉承"大医精诚"之精髓，融贯中西，功底深厚，善于整体思辨，敢于实践创新，重视临床与研究。倡导"辨体、辨证、辨病、辨时"的"四辨"结合，中西并治。提出肝著的主要病机是"肾虚邪伏，肝血不足，脾阳不振"，认为主要的治则应为"养肝益肾，健脾清透"；较早提出慢性乙型肝炎抗病毒治疗同时必须与中医药抗纤维化相结合，发挥中医阴阳平衡与调节免疫功能的优势；坚持人与自然、社会的统一、重视肝病患者的情志调理，运用"心理－生理－社会"诊疗模式，开设慢性肝病心理门诊；提出"产前宜清热凉血，产中应预防出血，产后宜温补退黄"等治疗原则，在妊娠肝病诊治方面见解独到；善用中医外治，开发研制成功臌胀中药脐贴剂、肝硬化中药脐贴剂、肝性脑病保留灌肠清肠合剂；总结先贤关于"络病学"理论，认为肿瘤乃有形之邪凝聚于脉络而成，脉络闭阻，造成"络病"，聚而成核成块，癥瘕得成，或化寒化热，或流注走窜，提出肿瘤核心病机为"络病",以"络病辨证"为临床辨证思想,"通络法"贯穿于肿瘤治疗始终的治疗原则。对慢性肝炎、肝纤维化、肝硬化、肝肿瘤和妊娠肝病等肝病疑难杂症、消化道疾病及情志病(心理疾患)等诊治有丰富的经验。对中医体质学说、中医养生和中医脾胃病以及在干预亚健康状态、睡眠障碍、痤疮、习惯性便秘、女性月经不调等方面有一定的造诣。

## 一、胁痛的源流

胁痛,是指以一侧或两侧胁肋部疼痛为主要表现的肝胆病病证,是临床上比较多见的一种自觉症状。胁,指侧胸部,为腋以下至第十二肋骨部的总称。《医宗金鉴·卷八十九》指出:"其两侧自腋而下,至肋骨之尽处,统名曰胁。"《医方考·胁痛门》又谓:"胁者,肝胆之区也。"且肝胆经脉布于两胁,故"胁"现代又指两侧下胸肋及肋缘部,肝胆胰所居之处。

胁痛的病位在肝胆,又与脾胃及肾相关。早在《内经》就有记载,并明确指出胁痛的发生主要是肝胆的病变。如《素问·热论》曰:"三日少阳受之,少阳主胆,其脉循胁络于耳,故胸胁痛而耳聋。"《素问·刺热论》谓:"肝热病者,小便先黄……胁满痛。"《灵枢·五邪》说:"邪在肝,则两胁中痛。"

胁痛是肝胆病常见之证,临床有许多病证都是依据胁痛来判断其为肝胆病或与肝胆有关的疾病。可见于西医的多种疾病之中,如急性肝炎、慢性肝炎、肝硬化、肝寄生虫病、肝癌、急性胆囊炎、慢性胆囊炎、胆石症、慢性胰腺炎、胁肋外伤、肋间神经痛甚至是焦虑症等,凡上述疾病中以胁痛为主要表现者,均可参照本病辨证论治。

胁痛的病位在肝胆,又与脾胃及肾相关。基本病机为肝络失和,其病理变化可归结为"不通则痛"与"不荣则痛"两类。病理性质有虚实之分,其病理因素不外乎气滞、血瘀、湿热三者,因肝郁气滞、瘀血停着、湿热蕴结所导致的胁痛多属实证;是为"不通则痛"。因阴血不足,肝络失养所导致的胁痛则为虚证,属"不荣则痛"。一般说来,胁痛初病在气,日久气滞转为血瘀,或气滞血瘀并见。实证日久,病邪伤阴,故临床可见虚实夹杂之证。历代医家对胁痛病因的认识,在《内经》的基础上,逐步有了发展。《景岳全书·胁痛》将胁痛病因分为外感与内伤两大类,并提出以内伤为多见。《临证指南医案·胁痛》对胁痛之属久病入络者,善用辛香通络、甘缓补虚、辛泄祛瘀等法,立方遣药,颇为实用,对后世医家影响较大。《类证治裁·胁痛》在叶氏的基础上将胁痛分为肝郁、肝瘀、痰饮、食积、肝虚诸类，对胁痛的分类与辨证论治作出了一定的贡献。

## 二、胁痛的病因病机

胁痛主要位于肝胆。肝位居胁下，其经循两胁，胆附于肝，与肝相表里，其脉亦循于两胁。肝为刚脏、主疏泄、喜条达、主藏血、体阴而用阳。情志不遂、饮食不节、跌扑损伤、外感湿热、劳欲久病均可累及肝胆，导致气滞，血瘀，肝阴不足、络脉失养，引起胁痛。施维群教授接诊表现胁痛的病种主要有：急慢性肝炎、肝硬化、胆囊炎、胆结石、胆道蛔虫、肋间神经痛、肋膜炎、胸膜炎、肿瘤、更年期综合征、焦虑症等。施维群教授归纳总结胁痛的最主要病因为滞、瘀、虚、虚实夹杂。

**1. 病初在气为滞**

肝为将军之官，喜条达，主疏泄、调畅气机。情志不遂、暴怒、抑郁忧思，均可使肝失条达、疏泄不利，气阻络痹，发为气滞胁痛。亦或饮食不节、食肥甘、损伤脾胃，湿热内生，郁于肝胆，肝胆失于疏泄，发为气滞胁痛。故病初在气，由肝郁气滞，气机不畅所致。

**2. 病进在血为瘀**

病初在气，所谓气为血之帅，血为气之母，气行则血行。若跌扑损伤、或强力负重，使胁络收伤、瘀血停滞、发为瘀血胁痛；或气郁日久，血行不畅，瘀血渐生，阻于胁络，由气滞进展为血瘀，致瘀血胁痛。

**3. 病末由实转虚，虚实夹杂**

劳欲久病耗伤，劳欲过度，精血亏虚，肝阴不足，血不养肝，肝络失养，拘急而痛。或病末气滞日久化火伤阴，或饮食所伤，肝胆湿热，日久均耗伤阴津，肝阴耗伤，脉络失养，由实证转为虚证或虚实夹杂。肝郁胁痛久延不愈，或治疗不当，日久气滞血瘀，可转为瘀血胁痛；湿热蕴结胁痛久延不愈，热邪伤阴，可转为肝阴不足胁痛；邪伤正气，久病致虚，各实证胁痛可转为虚实夹杂之证。若失治误治，久延不愈，个别病例也可演变为积聚，甚者转为膨胀重证。

叶天士在《临证指南医案》中提出："初为气结在经，久则血伤入络，病久痛则入血络""初病在经在气，其久入络入血。"因此，胁痛病机转化较为复杂，既可由实转虚，又可由虚转实，而成虚实并见之证；既可气滞及血，又可血瘀阻气，以致气血同病。

## 三、胁痛的临床诊治

施维群教授临证近五十年，他诊治胁痛的辨治特点，以辨胁痛特点、辨气血虚实、辨病证结合，从气血虚实出发，病证分治，求同存异，以疏肝和络止痛、调和肝脾气血为基本治则的核心思想。

**1. 辨胁痛特点**

肝病在发生发展过程中可出现多种临床症状，每一症状的产生都会涉及复杂的病因病机，同一症状或因性质、部位、程度、时间多不同，因此在辨治与用药时也就千差万别。临床用药应都有所针对和兼顾，而非见痛止痛。临床常见的隐痛、胀痛、热痛、刺痛、坠痛、柱痛及窜痛等，在部位上有偏上偏下、一侧或双侧、弥漫或局限的差异，在发作时间上有昼轻夜重，夜轻昼重，或动则痛甚，静则痛减，甚至站立与平卧及气候变化时，疼痛的情况也不一样。

（1）隐痛。多见于慢性肝病，病程较长，以右胁或两胁隐隐作痛，绵绵不休，多因劳累而诱发或加重，休息后可缓解或减轻，痛时喜按喜揉，以手按之，以求痛减。多兼见肝肾阴虚的症状，如头晕、乏力、腰背酸软、失眠多梦等。舌红苔少，脉常沉细或略数。

发病机制：张景岳曾说，"肾虚羸弱之人，多有胸胁隐隐作痛，为肝肾精虚"。是因肝体阴用阳，肝病日久及肾，肾水亏虚，肝木失养，从而肝肾阴虚，肝失濡养，故见肝区隐痛。

治疗原则：多以滋肾养肝为法，常获良效。张石顽曾说："里虚而痛者，阴不足也，非养营不可。"《石室秘录》指出："治胁痛必行平肝，平肝必须补肾，肾水足而肝气有养，不治胁痛而胁痛自平也。"

常用方药：首选一贯煎、二至丸、甘麦大枣汤、地黄丸等，药如沙参、麦冬、白芍、熟地、枸杞子、当归、石斛、女贞子、墨旱莲等既养肝血，又滋肾水，使肝体得润，则胁痛自平。临床上切不可一见胁痛，即投香附、木香、柴胡等疏达辛燥之品，反致更伤其阴。

（2）胀痛。以胀为主伴胁痛者，痛胀并作者，患者自觉右胁或两胁甚至出现胸部胀满不舒，大部分患者有嗳气不畅，胃脘胀闷，饭后或情志刺激后胀痛加重，少数人出现腹胀痛。舌苔多白厚腻，脉多见弦滑。

发病机制：①肝气郁结不畅，肝气上逆，从而形成肝气郁滞导致胁肋胀痛，肝木乘脾土则是引起消化兼证的主要原因。②肝郁木旺克脾土，脾失健运，水湿内停，肝气郁而发热，湿热胶着，出现胀痛，中焦湿热则出现胃呆纳少，脘腹胀闷等一系列胃失和降的症状。

治疗原则：肝气郁滞者以疏肝解郁、调畅气机为法；湿热内蕴者以清利湿热为主。

常用方药：肝气郁滞者选用柴胡疏肝散、逍遥丸等，兼恶心、厌油腻、嗳气反酸、腹胀者，加木香顺气丸，药如半夏、陈皮、竹茹、枳壳、青皮等。湿热内蕴者常选用栀子豉汤、龙胆泻肝汤以清利湿热之剂。当然根据湿热的孰重孰轻具体用药：若以热为主，当以清热为主，以龙胆草、栀子、大黄为主，配炒三仙、豆蔻、砂仁调中焦湿热；若以湿为主当以利湿为主，首选苦寒燥湿或解毒燥湿之品，如茵陈、苦参、薏苡仁、滑石等，湿去胀自消，热退痛即止；若湿热并重当以利湿为主，应重用利湿，清热次之，因湿去则热无所伏，不清热而热自除，若一味清热，而热去湿留，胀痛不得消除。

（3）热痛。患者自感肝区疼痛伴有灼热感，虚实皆可见。虚证多表现为肝区灼热，以隐痛居多，发病多缓，多伴口干，低热，头晕失眠，腰膝酸软等阴虚证候，舌红脉细或沉数。实证以肝区灼热，以剧痛居多，发病多急，每兼有烦躁易怒，咽干，小便黄赤，大便干结，舌红脉数。

发病机制：虚证多因病久肝肾阴虚，肝木失养所致。实证多因肝气郁化火，或胆火炽盛，正实邪实，正邪交争，导致肝区灼热而痛。

治疗原则：虚证以滋阴养肝为主，实证以清肝泻火为主。用苦寒凉肝之品无效或反加重者，应考虑"寒之不寒是无水也"。

常用方药：虚证方选六味或知柏地黄丸、滋水清肝饮，酌情加味旱莲草、地骨皮、胡黄连等清虚热之品；实证方选龙胆泻肝汤、清肝散等加减,药如栀子、黄芩、连翘等。并见肝体肿大、脉络不通者,加丝瓜络、当归尾等。

(4)窜痛。窜痛特点是痛无定处、游窜不定,时发时止,每遇情志波动而诱发。多兼有脘腹胀闷、嗳气、善太息,舌淡、脉弦等。

发病机制:发于气,肝气郁滞,肝失调达,滞而不通,不通则痛。

治疗原则:贵于舒通调达,以顺肝性。临床常治以疏肝解郁、理气止痛。李东垣曾指出通利之法,即"痛随利减速减,当通其经络则疼痛去矣"。

常用方药:常用柴胡疏肝散、逍遥散类方,配以木香、佛手、金铃子、橘叶、郁金、预知子等,加强疏肝理气之功效。木香可调气醒脾、宽中进食、消胀止痛。佛手气味清香,既能理气止痛,又能醒脾开胃,亦为肝胃病之良药。金铃子疏肝泄热,解郁止痛。橘叶能疏肝行气,化痰散结,且无青皮之破气伤元之弊。郁金为气滞窜痛的常用之品,能清热,入气分能行气解郁,入血分能凉血散结,为血中之气药,又有燥湿解毒、利胆退黄之功,为肝胆疾病所不可缺少。

(5)坠痛。右胁痛并伴有沉重下坠感,往往久立痛甚,卧则痛减,其痛多在胁下,喜揉喜按。多见于久病正虚之人,多伴有气短乏力,动则心悸,面色苍白,纳少便溏,舌淡脉虚。

发病机制:多见于肝病日久或后天脾气虚弱,肝木乘脾土,脾气渐衰,中气下陷而出现坠痛。另外,肝病久用苦寒伤正或疏达之剂导致脾气下陷者。

治疗原则:多采用补中益气为主要治疗原则,不仅可缓解胁痛,也可减轻脏器下垂的程度。张景岳曾提出:"凡属诸痛之虚者,不可以不补也。"

常用方药:以补中益气汤加减为代表方剂,以黄芪补其中,升阳举陷,此为主药,应当重用。人参补气健脾,又能补血,白术燥湿强土,升麻升浮,善举脾胃清阳,且有解毒消肿止痛之功,此法即为塞因塞用,以塞为通,不止痛而胁痛自止。

**2. 辨气血虚实**

临床辨治胁痛,必须抓住这些不同的表现,脉证合参,分辨虚实寒热、在气在血,然后选方用药,分而治之。

实证有寒邪入络、瘀血阻络、湿热壅滞、气滞证。肝气郁结,不通则痛,则发两胁胀痛。瘀血阻络、肝气不疏,则发两胁刺痛,痛有定处,固定不移。寒邪入络、肝络不舒,气机凝滞,运行不畅,不通则痛,遇寒加重,得温则减。肝胆湿热蕴结,肝胆失调,肝失疏泄,胆络不通,气机壅滞,则两胁热痛。

虚证有营络虚寒、肝阴不足等证。营血亏虚,络脉失养,不荣则痛,寒邪入络,肝气凝滞,肝失疏泄,故胁肋隐痛,喜暖喜按,或日久气虚坠痛。肝肾同源,肝肾阴虚,络脉失养,不荣则痛,兼见五心烦热、腰膝酸软、盗汗等症;若阴虚风动,兼见手足瘈疭、头晕目眩之症。

在气分者,以肝气郁结、情志不舒,或抑郁,或暴怒气逆,均可导致肝脉不畅,肝气郁结,气机阻滞,不通则痛,发为胁痛,以胀痛、窜痛为主。《杂病源流犀烛·肝病源流》云:"气郁,由大怒气逆,或谋虑不决,皆令肝火动甚,以致胠胁肋痛。"《金匮翼·胁痛统论》指出:"肝郁胁痛者,悲哀恼怒,郁伤肝气。"肝气郁结胁痛,日久有化火、伤阴、血瘀之变。

在血分者,以血瘀、血虚,甚则血虚风动常见。瘀血阻络,气行则血行,气滞则血瘀。肝郁气滞日久及血,引起血行不畅而瘀血停留,或跌仆闪挫,恶血不化,均可致瘀血阻滞胁络,不通则痛,而成胁痛,以刺痛为主。故《临证指南医案·胁痛》曰:"久病在络,气血皆窒。"《类证治裁·胁痛》谓:"血瘀者,跌仆闪挫,恶血停留,按之痛甚。"若肝血亏虚,络脉失养,不荣则痛,以隐痛为主。

### 3. 辨病证分治,求同存异

虽然辨证施治是当今主流的辨治方法,临床上分胆腑郁热证、肝郁气滞证、瘀血阻络证、肝胆湿热证、肝阴不足证《中医内科学》已有详细阐述,在此不一一分说,但是辨病分治同样重要。

（1）胆石症。肝失疏泄、脾失运化，气滞湿蕴，煎熬成石所致，多见胆腑郁热证。

（2）胆囊炎。胆汁淤滞，不通则痛，或胆络失荣、不荣则痛所致。急性者多见胆腑郁热证或肝胆湿热证；慢性者可见肝郁气滞证、肝胆湿热证、肝阴不足证、瘀血阻络证。

（3）胆囊息肉。肝胆疏泄失常，脾胃运化不及，气滞血瘀，发为本病，多见肝郁气滞证及瘀血阻络证。

（4）胆道蛔虫症。为蛔虫内扰，聚于胆腑，阻碍精汁排泌，不通则痛，多见肝胆湿热证、胆腑郁热证。

（5）急、慢性肝炎。常为伏毒、热、湿、瘀交结，肝气郁结，瘀血阻滞，疏泄失常是急慢性肝炎胁痛的主要原因，属虚实夹杂之证。

（6）肝硬化。肝硬化是一种非常严重的疾病，一般都是由于慢性肝脏方面的病变引起的，患者可能会出现肝区部位的疼痛感。肝硬化胁痛临床主要有以下几种类型：①由肝郁气滞所致者，多表现为胁胀痛，走窜不定，每因情志而增减。②由瘀血阻滞所致者，表现为痛如针刺，痛有定处。③由肝胆湿热所致者，表现为灼痛或绞痛，伴口干、口苦。④由肝肾阴虚所致者，表现为隐隐作痛，遇劳加重。

（7）肋间神经痛。肋间神经痛是指一个或几个肋间部位发生的经常性疼痛，并有发作性加剧。其疼痛性质多为刺痛或灼痛，并沿肋间神经分布。

（8）胸膜炎。是指由致病因素（通常为病毒或细菌）刺激胸膜所致的胸膜炎症，又称肋膜炎。表现有肋骨的疼痛，大多数是由于寒冷刺激或者劳累等引起胸内部筋膜、肌肉的损伤，从而引起疼痛。

（9）肿瘤。多见于肝癌、胆管癌，可有胁痛的症状。肝癌、胆管癌同在右胁，且可触及不断增大、坚硬的肿块，常疼痛难忍休作无时。肝胆肿瘤病机多正气亏虚、痰瘀毒互结所致，常伴形体逐渐消瘦、发热、乏力、纳差等症。

（10）更年期综合征。更年期综合征多发生于女性五十岁绝经期前后，因卵巢功能衰退导致的内分泌系统功能失调而诱发。临床常见烘热汗出、烦躁易怒、心悸失眠或忧郁健忘等。绝经前后，肾气渐衰，冲任亏虚，精血不足，天癸渐绝，阴阳失去平衡，脏腑气血功能失调，出现一系列脏腑功能紊乱证候。更年期综合征出现的胁痛多由肝气郁结、情志抑郁、或肝肾阴虚、或气滞血瘀引起，常伴见乳房胀痛或周身刺痛或小腹胀痛等等。

（11）焦虑症。又称为焦虑性神经症，是神经症这一大类疾病中最常见的一种，以焦虑情绪体验为主要特征。主要表现为：无明确客观对象的紧张担心，坐立不安，还有自主神经功能失调症状,如心悸、手抖、出汗、尿频及运动性不安等。患者可自觉周身不适,包括胁痛。中医一般辨证为郁证或脏躁症,主要是因为长期的肝气不舒从而郁结于体内而形成的一类病变,因此,在治疗上中医多选用疏肝解郁、理气和中的方法,临床上常选用柴胡疏肝散、逍遥丸等药物治疗。

## 四、临证治法治方

### 1. 病初病进病末,分气血虚实调和肝脾

施维群教授结合几十载的临证经验,从胁痛的病因病机出发,根据疾病发展的三个阶段,分步治疗:病初在气为滞,治以理气止痛为主,用以柴胡疏肝散、逍遥丸、木香顺气丸、旋覆花汤、大小陷胸汤等剂;病进在血为瘀,治以活血化瘀止痛为主,用以膈下逐瘀汤、血府逐瘀汤;病末由实转虚,虚实夹杂,治以滋阴养血、活血化瘀为主,用以二至丸、一贯煎、甘麦大枣汤、当归活血汤等。分辨气血虚实寒热,重视调和肝脾,切合"见肝之病,知肝传脾,当先实脾"之意。

### 2. 病证分治,求同存异

不同的疾病都会出现胁痛,且胁痛的特点各有千秋。所以临床上,辨证辨病同样重要,根据胁痛不同的疼痛特

点，分别用药，具有一定的用药特点，这就是病证分治。当然不同的疾病引起的胁痛，会出现相同的病因病机；同一种疾病又会出现不同的证候及病理状态。此时辨证论治就出现了异病同治、同病异治，须求同存异，提高中医药疗效。

### 3. 调达气机，养血柔肝，活血通络止痛

肝主条达，其脉布两胁，若因悲哀恼怒，肝郁血虚，肝血不足，血虚络脉失养，可见两胁作痛，肝郁日久，血随气凝，阻于络脉，亦可见两胁作痛，故治以调畅气机，养血柔肝，活血通络缓痛。若有郁热，当先清郁热。若肝郁化火、心烦多梦、口干渴，舌绛苔黄，脉弦数，可加理气苦泄之品，如金铃子散。若有食滞，当加消导药物，如保和丸。若胁痛夜间尤甚，痛处不移，舌质暗红，脉象沉涩，可加用复元活血汤。

### 4. 自拟三花饮

胁痛与肝的疏泄功能失常有关。所以，精神愉快，情绪稳定，气机条达，对预防与治疗有重要的作用。施维群教授临床上治疗胁痛一般出方喜组合自拟三花饮。所谓三花饮，即绿萼梅、合欢花、三七花。绿萼梅，味酸，性温，归肝、胃、肺经，能疏肝理气、中和、止咳化痰，可治疗肝胃气痛、食欲不佳、头昏、嗓子有异物感等症。合欢花，性味甘平，归心、肝经，能舒郁理气、安神活络，可治郁结胸闷，

失眠健忘、风火眼疾、视物不清、咽痛、痈肿、跌打损伤疼痛。三七花，味甘、性凉，可清热、平肝、降压。用治高血压、头昏、目眩、耳鸣、急性咽喉炎、心律失常。三花合用，疏肝理气、安神活络，气行、肝舒、络通，则精神愉快，气机条达，血行痛止。

## 五、验案举隅

**案 1**

曲某，女，32 岁。

初诊：1983 年 2 月 26 日。

患乙型肝炎半年，多方治疗无效，经常右胁闷痛，脘腹胀满，不欲饮食，口苦口黏，头昏胀痛，手足心热，小便色黄，大便偏干日行。肝右胁下 2.5 cm。舌质黯红，苔黄腻，脉弦滑。实验室检查：HBeAg(＋)，ALT 200 U/L。

中医诊断：肝着，胁痛（肝郁湿热证）。

西医诊断：慢性乙型肝炎活动期。

治法：疏肝和脾，理气祛湿。

处方：柴胡 10 g，赤芍、白芍各 10 g，生白术 20 g，枳实 6 g，党参 15 g，当归 10 g，丹参 15 g，郁金 15 g，香附 10 g，鳖甲 15 g，虎杖 15 g，甘草 10 g。6 剂，水煎服，每日 1 剂。

二诊：1983年3月4日。

进药6剂，胁痛痞满略缓，口苦口黏已止。已见初效，原方加减治疗。

2月后复诊，诸症消失，肝大回缩右肋下0.5 cm，舌淡红无苔，脉弱而滑。HBeAg转阴，肝功正常。

随访8年，一切良好。

按：本案由湿郁气滞、肝气不舒、横逆犯脾导致肝脾不和所致，治用疏肝和脾，方由四逆散合枳术丸化裁而成。方中柴胡、白芍、香附疏肝理气解郁；枳实、白术消补兼施，导滞和脾；党参、当归补益气血扶正；丹参、郁金、赤芍活血化瘀止痛，配鳖甲软肝消肿；伍虎杖、甘草清热解毒以除未尽之邪。肝脾和调，气机升降复常，不祛湿而湿邪自化，药证相符，切合病机，故收到满意效果。

## 案2

唐某，男，81岁，务农。

初诊：2017年5月24日。

病史：患者因上腹部疼痛伴身目尿黄3日，收住肝胆外科，入院查TBiL 475.8 μmol/L、IBiL 196.2 μmol/L，DBiL 279.6 μmol/L，ALT 8 U/L，AST 63 U/L，B超示：胆囊肿大，胆囊多发结石，最大2.0 cm，胆总管上段1.4 cm，中下段显示不清，行胆囊切除术，胆总管探查，"T"管引流。术后病理：慢性胆囊炎急性发作伴坏疽，术后西医予护肝降酶治疗，但患者身目尿黄、腹胀纳差等症状一直存在,同时胆红素较快上升,至 2017 年 7 月 17 日肝功能：TBiL 709.4 μmol/L、DBiL 364.8 μmol/L,ALT 139 U/L,AST 243 U/L,于 2017 年 7 月 18 日会诊后转内科予以中医治疗,当时"T"管造影通畅。诊见身目尿黄,大便量少,色浅,发热,口苦,胸胁苦满,伴有右上腹疼痛局部肌紧张。舌质暗、苔黄燥,脉滑数。

中医诊断：黄疸,胁痛(湿热蕴结证)。

西医诊断：慢性胆囊炎急性发作伴坏疽,胆囊结石。

治法：清热利湿,疏肝利胆。

处方：柴胡 10 g,赤芍 30 g,白芍 30 g,黄芩 10 g,枳实 10 g,半夏 9 g,大黄 6 g,桂枝 6 g,生姜 6 g,丹皮 10 g,白茅根 30 g,鸡内金 20 g,郁金 10 g,丹参 15 g,茵陈 30 g。7 剂,水煎服,每日 1 剂,分早晚温服。

二诊：2017 年 7 月 25 日。

患者感乏力纳差腹胀等不适好转,仍见身目尿黄,西医检查提示"肝酶及总胆红素略下降",随方随症加减。

三诊：1 个月后。

患者皮肤巩膜黄染明显减轻,食欲恢复,小便变清,精神状态明显好转,继续予以柴胡汤随症加减。

2 个月后复诊身目尿黄皆退。

按：患者感受湿热邪毒,致湿热内蕴。湿热中阻故见恶心纳差,腹胀；肝胆气机受阻,肝失疏泄,胆汁不循常道,随血泛溢,外溢肌肤,上注眼目,下流膀胱,使身目小便俱黄,而成黄疸。症见身目尿黄,大便量少,色浅,发热,口苦,胸胁苦满,伴有右上腹疼痛局部肌紧张,舌质暗、苔黄燥,脉滑数,当辨证为少阳胆气不舒,阳明腑气不通。在大柴胡汤基础上加清热利湿、凉血活血之药物,随症加减,使黄疸得除,疾病得愈。

## 案3

徐某,男,69岁。

初诊:2020年5月21日。

病史:患者因肝内胆管结石移行至胆总管,从而出现胁痛,于外院行CT检查提示"肝内胆管结石、胆总管结石",拟行ERCP取石术,但患者患糖尿病多年,无法耐受饥饿(ERCP术前须空腹10小时),预约两次手术后均未实施,故寻求中医治疗。就诊时患者自诉右胁时有隐痛,疲劳或饮食不当易发,其时剧痛。口苦,纳差,二便正常,无畏寒发热,无恶心呕吐,无腹痛腹泻等不适。查体:精神软,面色㿠白,脉细滑,苔厚白腻,舌略胖,有齿印。

中医诊断:胁痛(痰湿阻滞气机证)。

西医诊断:胆结石伴慢性胆囊炎。

治法:健脾化湿,利胆排石。

处方:制苍术9g,厚朴9g,甘草6g,制半夏9g,化橘红6g,炒枳壳9g,茯苓皮15g,阳春砂6g,胆南星6g,

薏苡仁 15 g,川牛膝 9 g,杏仁 9 g,广金钱草 30 g,海金沙 15 g,生鸡内金 12 g,郁金 12 g,石菖蒲 10 g,石韦 12 g,沉香曲 3 g。7 剂,每日 1 剂,水煎早晚分服。

二诊:2020 年 5 月 28 日。

患者服药后右胁隐痛大有改善,其间只发作 2 次,胃纳可,大便正常,但近日血糖监测控制不佳,最低值 3 mmol/L 左右,最高 25 mmol/L 左右。查体:脉细滑,苔腻,舌胖,边有齿印。急则治其标。

处方:甘草 6 g,制半夏 9 g,化橘红 6 g,炒枳壳 9 g,阳春砂 6 g,胆南星 6 g,薏苡仁 15 g,川牛膝 9 g,金钱草 30 g,海金沙 15 g,生鸡内金 12 g,石韦 12 g,生白术 20 g,山药 30 g,葛根 30 g,青蒿 10 g,茯苓 15 g,仙鹤草 15 g,厚朴花 6 g,黄芪 12 g。7 剂。

三诊:2020 年 6 月 4 日。

患者服药后,上周仅出现胁痛一次,继则自行缓解。监测血糖显示较前有所下降,但仍有波动;脉细滑,苔薄腻,舌胖,边有齿印。继续以调整血糖为主,同时兼顾肝胆气机。

处方:前方去化橘红、胆南星、牛膝、青蒿、仙鹤草、黄芪,加炒党参 15 g、北柴胡 9 g、炒黄芩 6 g、生姜 5 g、红枣 12 g。14 剂。

四诊:2020 年 6 月 18 日。

患者服药后血糖控制可,未再发生较大波动,自诉右胁肋偶感不舒,服药后未再发剧痛,脉细滑,苔薄腻,舌胖,边齿印。前方去石韦、黄芩,加皂角刺、黄连、香橼各9 g。续14剂善后。

按:患者右胁疼痛,口苦,纳差,属中医胁痛范畴。患者系老年男性,病程长,病情反复,久病体质虚弱,素体脾虚,易生湿邪,湿邪阻滞气机,气机不畅,妨碍肝之疏泄,疏泄失常,脉络闭阻,不通则痛。疏泄失常,胆汁不行常道,也亦见胁痛,脾胃运化失常,食欲减退,故纳差,口苦。治当健脾化湿,利胆排石。方选苍术、厚朴、半夏、薏苡仁以健脾化湿,金钱草、海金沙、生鸡内金、石韦利胆排石,郁金、枳壳、沉香、阳春砂疏肝,石菖蒲、茯苓渗湿,化橘红、胆南星、杏仁燥湿,共奏健脾排石之功。二诊时患者胁肋部疼痛未见,但血糖控制差,上下波动幅度大,考虑血糖波动对内脏器官的损伤,此时当急则治其标,以降糖为主,同时兼顾健脾化湿疏肝,防止再次出现胁肋疼痛。故调整用药,加用补气化湿之黄芪、厚朴花,苍术改为生白术,加入大剂量葛根、仙鹤草、山药等生津降糖之品。现代药理研究表明部分中药大剂量使用时对患者血糖有良好的改善作用。三诊时患者血糖仍有波动,但较前下降,服药期间出现胁痛一次,未行相关处理后自行缓解,选方仍以降糖化湿为主。患者胁痛时作,口苦纳差,与少阳病证相仿,当选用和法,拟以小柴胡汤加减,柴胡苦平升散,黄芩降泄,为和解之基础,党参辅助正气,同时兼顾脾胃,加生姜大枣。四诊时患者血糖控制尚可,疼痛已少见,以健脾疏肝善后。

## 案 4

患者李建莉,女,59 岁。

初诊:2021 年 3 月 9 日。

诊见:神志清,精神差,胁肋痛,右侧为主,痛引背心,疼痛难以忍受,以胀痛和刺痛为性质,阵发性发作;自觉进食梗噎,咽部异物感、咳之不出咽之不下,乏力疲惫倦怠,纳差,口干,便秘,头晕、头重脚轻、视物旋转感,心悸、心慌、心烦,情绪不佳,反酸、烧心,胸骨后刺痛不适;盗汗;舌暗红、齿痕、苔少、舌苔中部稍腻,脉弦缓。

中医诊断:胁痛(肝郁气滞、血瘀痰浊证)。

西医诊断:代谢相关性脂肪性肝炎,肝囊肿。

治法:化气柔肝,化瘀祛痰。

处方:五苓散＋痛泻要方＋半夏白术天麻汤加减。桂枝 12 g,茯苓 10 g,猪苓 10 g,麸炒泽泻 10 g,麸炒白术 10 g,陈皮 10 g,防风 25 g,白芍 15 g,赤芍 20 g,丹参 30 g,檀香 3 g,砂仁 8 g,醋郁金 15 g,三七 5 g,天麻 15 g,蜜百合 15 g,麸炒枳壳 15 g 甘松 18 g,清半夏 10 g,牛膝 20 g,蒲黄 10 g,茵陈 15 g。6 剂,每日 1 剂。

二诊:2021 年 3 月 15 日。

患者精神状态好转,未诉明显胁肋痛,饭后腹胀、嗳气,夜睡稍差;脉弦缓,舌略暗红、有齿痕,苔薄腻,证属肝脾不和、血瘀痰浊,予以调和肝脾、化痰理气消食。

处方：桂枝10 g,茯苓10 g,佛手15 g,赤芍30 g,醋郁金15 g,清半夏10 g,三七8 g,丹参30 g,天麻15 g,炙甘草9 g,檀香3 g,合欢皮18 g,麸炒枳壳18 g,麸炒白术15 g,防风12 g,砂仁10 g,丹皮10 g,炒麦芽15 g,山楂12 g,焦六神曲10 g。6剂。

三诊：2021年3月21日。

患者不适症状基本消失，心情舒畅，睡眠改善嘱其锻炼身体、低盐低脂饮食。

按：患者胁痛伴随焦虑症状较重，属于中医肝郁气滞范畴，但未采用传统逍遥散、四逆散、越鞠丸、柴胡疏肝散等一派疏肝理气之方药治疗，因患者本次就诊以消化道不适症状为主要伴随不适，则此时疏肝需要从脾胃入手，顺势而为，给邪气以出路，脾胃调和则升降有权，肝郁气滞之精神症状自然好转。这也体现了肝主疏泄的作用之一是疏泄脾土，反而言之，脾胃升降枢纽和谐则有利于肝主疏泄调场气机的全身作用。

## 参考文献

[1] 时昭红,吕宾,杜念龙,等.胁痛中医临床实践指南[J].中医杂志,2020,61(4)：361-368.

[2] 李峰,罗水荣,曾如雪,等.施维群教授辨治非酒精性脂肪肝经验浅析[J].天津中医药大学学报,2020,39(1)：27-29.

[3] 来杰锋,李峰,石荣珍,等.施氏通络八法辨治肝癌浅析[J].

新中医,2018,50(10):250-252.
[4] 傅燕燕,倪伟,施维群.施维群教授化瘀法辨治肝硬化的经验总结[J].浙江中医药大学学报,2018,42(2):118-120.
[5] 程贤文,傅燕燕,来杰锋,等.施维群辨治慢性乙型肝炎经验[J].山东中医药大学学报,2017,41(2):155-157.
[6] 李芳,倪伟,毕立杰,等.施维群教授运用补肾健脾法治疗慢性乙型肝炎临床经验[J].中西医结合肝病杂志,2016,26(5):293-316.
[7] 程贤文,施维群.施维群以"厥阴法"辨治肝硬化经验[J].江西中医药大学学报,2016,28(1):19-21.
[8] 何创,施维群.施维群教授膏方调治慢性肝病的临床经验[J].浙江中医药大学学报,2013,37(11):1306-1308.
[9] 杨育林,施维群.施维群教授治疗鼓胀临证经验[J].中西医结合肝病杂志,2011,21(3):167-168.

(何创 李峰 李琪)

# 肝脾同调治胁痛
—— 孙克伟教授论治胁痛经验

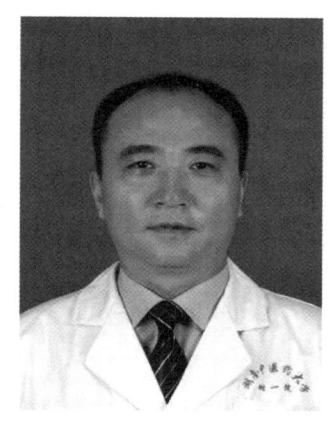

孙克伟（1963—），男，医学博士，一级主任医师，二级教授，博士研究生导师，享受国务院政府特殊津贴专家，加拿大多伦多大学高级访问学者。国家中医临床研究基地肝病首席专家、国家中医药管理局肝病联盟专家组副组长，湖南中医药大学第一附属医院感染病科、湖南中医药大学肝病研究所、卫生部国家临床重点专科、国家中医药管理局中医肝病重点专科与重点学科学科主任和带头人，全国百名杰出青年中医。湖南省医学领军人才，湖南省名中医，湖南中医药大学第一附属医院首届名医。一直从事肝病和感染病的临床和研究工作，主要研究领域为慢性乙型肝炎、肝硬化、原发性肝癌和肝衰竭的诊断与治疗，为国内该领域的知名专家。担任中国医师协会中西医结合专家委员会副主任委员、湖南省中西医结合学会感染病专业委员会主任委员等9个学术兼职。率先提出慢性重型肝炎阳黄-阴阳黄-阴黄辨证论治新模式和慢性乙型肝炎的中医免疫辨证方法，慢性重型肝炎的生存率和慢性乙型肝炎的抗病毒疗效分别提高了20%～30%和10%～20%，疗效居国内领先水平。承担国家级科研项目15项、省部级及其他项目47项，获湖南省科技进步奖7项，研制中药新药2种、医院制剂4种，发表专业论文50余篇，其学术成果与研究论文在国内广泛应用，并列入《肝纤维化中西医结合诊疗指南》。

# 一、胁痛的源流

胁痛是指由肝络痹阻或肝络失养所致的一侧或两侧胁肋部疼痛为主要表现的病证。胁，指的是腋下至第十二肋骨部之间的侧胸部。胁痛属于患者的一种自觉症状，可表现为胀痛、窜痛、刺痛、隐痛等。胁痛在临床上很常见，可见于西医众多疾病中，如肝系疾病（如急慢性肝炎、肝硬化、肝癌、脂肪肝）、胆系疾病（如胆囊炎、胆囊息肉、胆道结石、胆道蛔虫）、急慢性胰腺炎、肋间神经痛、胁肋外伤等，凡是以胁痛为主要症状的疾病，都可归于胁痛范畴。

**1. 古代医家对胁痛的认识**

胁痛作为病名首次出现在《黄帝内经》里。《内经》不仅说明了胁痛病位主要责之于肝胆，还指出胁痛的发生与善怒、寒气、肝热、恶血有关。朱丹溪在《丹溪心法》中指出胁痛的病机不外风、痰、火、瘀四端，如有"胁痛，肝火盛，木气实，有死血，有痰流注，肝急"等记载。张景岳认为胁痛有外伤与内感之分，以内伤为主。李用粹比较完整和系统地叙述了胁痛的病因和治疗原则，他认为情志、饮食、外感、跌仆外伤、劳逸等皆可致胁痛，治应以伐肝泻火为要，不可骤用补气之剂，即使是气虚为病者，也应攻补兼施。

**2. 近代医家对胁痛的认识**

湖湘名医刘炳凡认为肝胃不和、胆邪犯胃、肝脾不和均可导致胁痛的发生。气郁伤肝，肝气犯胃，气机疏泄不利，壅滞于内，胃失和降，可见痛连脘胁，治宜和胃疏肝，方用陈夏六君子汤加减；胆附于肝，肝胆郁热，气滞血瘀，可见右上腹、胁下阵发性剧痛，伴呕吐黄水，小便黄，脉弦数，治宜和胃降逆，疏肝利胆，佐以益气活血之法，欲降先升，方用四逆散加减；肝脾不和，郁怒不舒，郁于上则见胁肋隐痛不休，治宜健脾平肝，方用魏氏一贯煎加减。熊继柏教授认为胁痛须辨清属虚与实、在气与血。实证可由肝郁气滞、瘀血阻络、湿热蕴结所致；虚证主要涉及肝阴不足、肝郁失养二因。用药上注重调理气机，或疏肝理气，或清热利湿，或祛瘀通络，强调必兼顾脾胃。

## 二、胁痛的病因病机

孙克伟教授认为胁痛病位主要责之于肝胆，关乎脾、胃、肾，病因主要有情志不遂、饮食不节、感染疫毒、久病体虚、虫石内阻、跌仆损伤等因素，这些因素导致肝脏失于条达，肝络经气不利，不通而痛。肝郁脾虚为最核心的病机，在此基础上演变出湿热、血瘀、阳虚等诸多病理变化。故主张以调理肝脾为治疗大法论治胁痛，可获得较好的疗效。

胁痛的病因不外乎虚实两端。情志不遂、饮食不节、跌仆损伤、虫石内阻所致的胁痛多属实，可造成肝失疏泄，经气不利，故"不通而痛"；因久病体虚所致的胁痛多属虚，阴血不足，无以濡养肝体，以致肝用失常，气郁络滞，故"不荣而痛"。纵观以上两类病机变化皆与肝气郁结有关，而肝气常常横犯脾胃。故"肝郁脾虚"之基本病机由此得之。肝郁脾虚，气不行血，血液停滞，化生瘀血阻于肝络；脾虚不健，湿浊内生，郁而化热；气郁日久化火,耗伤阴液则肝肾两虚。因此,应以疏肝健脾为治疗大法,在此基础上随兼证加减,勾玄用药。选用调理肝脾的方剂为主方,常用方有逍遥散、四逆散、痛泻要方等。兼有湿热,症见胁肋胀痛,身目发黄,口苦口黏,胸闷纳呆,小便黄赤,便溏,舌红,苔黄腻,脉数者,可予茵陈、泽泻、虎杖等清热利湿之品;兼有阴虚,症见胁肋隐痛悠悠,劳累后加重,伴口燥咽干,心烦热,舌红,少苔,脉细数者,可予麦冬、五味子、石斛等养阴柔肝之品;兼有瘀血,症见胁肋刺痛,痛处固定,拒按,以夜间尤甚,胁下或有癥块者,舌紫黯、舌下脉络迂曲,脉涩者,可予丹参、莪术、红花、川芎等活血化瘀之品;胁痛较甚者,可予川芎、香附等行气活血止痛之品;兼有不寐者,可予酸枣仁、龙骨、牡蛎等安神之品。

## 三、临证经验

### 1. 辨气血

孙克伟教授认为通过辨气血可察胁痛病情的变化特点,以指导治疗用药。当以舌象为最主要的辨证依据,并结合相关症状,且见一主症便是,不必悉具。

(1)病在气分。胁痛初期病在气分,肝失于条达,疏泄不利,气郁阻经,不通则通,正如清代尤怡在《金匮翼·

胁痛统论》言："肝郁胁痛者,悲哀恼怒,郁伤肝气。"舌象表现为舌淡红,舌苔薄白。临床特点为胁痛以胀痛、窜痛为主,游移不定,痛无定处,程度时轻时重,多与情绪波动有关,善太息,脉弦。若气郁化火,可见胁肋掣痛,急躁易怒,口苦口干,尿黄便秘,舌质红、苔黄、脉弦数;若肝气犯脾,可见食少纳差,便溏,肠鸣,矢气多,舌质淡红,舌体胖大、边有齿痕,苔薄白;气郁化火,灼伤阴液,可见胁痛隐隐,眩晕目涩,舌红、少苔,脉细数。在气分者病程短,病机相对简单,病情轻,如此时治疗得法,病邪易除。气郁日久,血行不畅,可由气滞转为血瘀,或气滞与血瘀并存,即从气分转为血分或气血同病。

(2)病在血分。病在血分者,多为气郁不行血,则血液凝滞,形成瘀血,甚者形成有形之癥块痹阻肝络,不通则通,亦可导致胁痛发生。舌象表现为舌质紫黯,或有瘀斑瘀点,舌下脉络迂曲。临床特点为胁痛以刺痛为主,痛处固定、拒按,夜间尤甚,脉涩。此外,病在血分者,病机复杂,常常虚实错杂,变证繁多,病情深重。如肝气郁久化热,瘀热互结,热迫血行,且瘀血阻络,血不归经,可出现出血;癥块久滞肝络,络气不通,气血不能上达,加之肝木攻伐脾土,脾运失健,可出现气血亏虚之萎黄;肝脾肾三脏功能失调,水湿停聚,可出现腹胀大肢肿;疾病后期肝肾阴虚,邪从热化,蒸液成痰,或者脾肾阳虚,痰浊内生，蒙蔽清窍，可出现昏迷。论治时要注意观察病情变化，依据病情发展及病机演变，区分正邪偏衰，适度调整攻补策略。若出现危重变证，如出血、昏迷等，应遵循"急则治其标"或"标本兼顾"的原则及时处理。

舌下络脉通过布散于周身的经络与脏腑联系，是脏腑气血通于舌体的直接络脉。一旦脏腑气血出现虚实寒热的变化，就会反映于舌下络脉，表现出相应的形、色、态的变化，其中以血瘀证最为明显。通过观察舌下络脉的变化可分析气血运行和脏腑功能情况。故孙克伟教授认为可依据舌下络脉的表现形式，进行综合量化积分，其定量分级标准参照"中医量化诊断"，并采用 6 分（重度）、4 分（中度）、2 分（轻度）、0 分（无）进行记录。具体指标如下：①颜色紫暗（无、微紫、紫、紫暗）。②主干分支（无、单支干、双支干、多支干或树杈样分支）。③主干充盈度（主干无充盈或隐现于舌下，呈线状并不粗张；主干下端略隆起，上端平坦；整条主干饱满隆起，轻度弯曲；主干明显隆起，呈圆柱状，伴明显弯曲）。④曲张程度（无；舌下静脉轻度隆起，外观呈条索状；舌下静脉明显突出，外观粗细不均，走向弯曲；外观呈结节状或瘤状）。⑤舌下细络（无或在两条伞襞线内有细小血管者，小血管延伸至伞点（舌下无瘀点、瘀斑者；有 3 个以下散在瘀点者，有较多瘀点或散在瘀斑者；有密集瘀点或较多瘀斑者）。⑥长度宽径(主干直径在 2.7 mm 以下,长度不超过舌系带止点;主干饱满,直径不超过 2.7 mm,长度不超过舌系带止点与舌尖 1/2;直径增粗超过 2.7 mm,长度超过舌系带止点与舌尖 3/5;直径增粗超过 2.7 mm,长度超过舌系带止点与舌尖 3/5 或将及舌尖)。

积分越高者,说明血瘀程度越重。但血瘀程度并非与活血化瘀药物的剂量成正比关系。部分活血化瘀药具有毒副作用,用量过大易伤肝,导致大出血,甚至死亡。孙克伟教授强调须在辨证论治的基础上适度选用活血化瘀之品,常用药味有赤芍、丹参、郁金、鸡内金等。其中赤芍味苦,微寒,入肝经血分,既可活血化瘀又可清热凉血,且无动血生风之弊,且无毒,故用量可偏大,常在 30~80 g。有阴虚者,选用生地黄、白茅根养血、活血、凉血,极少采用莪术、三棱、虻虫等破血逐瘀之品,同时,力图缓攻,不求峻猛。

**2. 辨经络**

孙克伟教授论治胁痛主张用经络辨证,以经络学说为理论,综合患者的若干症状、体征进行分析,判定病在何经,与何脏腑相关,进而明确病因病机。经络是气血运行的主要通道,同时也是疾病发生和传变的途径。其分布于周身,既可联络脏腑形体官窍,沟通上下内外,又可感应传导信息,维持人体正常的生理活动。当外邪侵犯人体时,邪气可通过经络内传至脏腑;相反,脏腑内生之邪气,亦可通过经络外达至体表,在体表经脉相应循行部位出现酸、麻、胀、痛等异常表现。足厥阴肝经属肝,络胆,上过横膈,分布于胁肋(期门)。足少阳胆经络肝,属胆,沿胁肋内下达腹股沟动脉部。因此胁痛之病,当主要责之于肝胆。

病位在足厥阴肝经者,多因气滞、湿热、瘀血等病理因素导致肝经气机不利,其胁痛可表现为胀痛、隐痛、刺痛等,多呈弥漫性,两胁均可出现,以右胁为主。除此之外,还伴有面色晦暗,巅顶、少腹、前阴冷痛,咽干等肝经病证。肝血亏虚,无以上荣头目,故面色晦暗;肝经循喉咙之后,上入鼻咽部,故病则咽干;肝经环绕阴器,上抵少腹,达巅顶,寒邪凝滞肝脉,气血不畅则可见巅顶冷痛,少腹牵引睾丸坠胀抽痛,阴囊收缩引痛。

病位在足少阳胆经者,多因胆汁淤滞化热,形成有形之实邪阻滞胆经,以致胆经经气不利。其胁痛多呈突发性,常在饱餐或者进食油腻之后,性质以绞痛为主,部位在右胁,可放射到肩背部。除此外还可伴有口苦,善太息,汗出振寒为疟,人体侧面疼痛等胆经病证。邪气客胆经,气机失常,胆汁上泛故口苦;胆郁不舒,故善太息。少阳属半表半里,阳胜则汗出,风胜则振寒,寒热往来而为疟;胆经循行于人体侧面,胆经经气不利则头、目、耳、胸、髋、膝外侧至小腿外侧等部位疼痛。

**3. 顾护脾胃之气**

脾居中央土以灌四旁。人出生之后,维持生命活动所需要的精气血津液等营养物质,都依赖于脾胃的运化功能所产生的水谷精微转化而成。《伤寒论》第 184 条:谓:"阳明居中主土,万物所归,无所复传。"孙克伟教授认为脾为后天之本,脾胃气足,运化机能强健,水谷精微充沛,化生的卫气强盛,而能固护肌表,抵御外邪。正如《金匮要略·脏腑经络先后病脉证并治》中所云:"四季脾旺不受邪。"对于未病者,脾旺可提高机体抵御外邪能力,对于已病者,脾旺可防止继变。因此调整中焦脾胃功能在胁痛之诊治中尤其重要。

**4. 重视补肾**

精血均来源于脾胃所化生的水谷精微,并且可以相互之间转化、资助,故称"精血同源"。肝贮藏血液,血液可转化精气,不断充养、滋补肾精;肾藏先天之精,精可化血,肾精充盛,则全身血液充足,肝中有血可藏。精足则血旺,精亏则血少。肝肾亦是如此,一荣俱荣,一损俱损。胁痛各病因常引起肝阴耗损,肝肾同源,日久则损及肾脏,肾中精血亦衰少。肾阴亏虚,脑、耳窍、腰、骨失养,则腰膝酸软、眩晕耳鸣;精血不充,相火妄动,则男子遗精早泄、女子经少经闭。肝络失于濡养则隐隐作痛;血不上充头目则头晕、目眩;血不荣养肝之形窍则爪甲色淡、萎软脆薄、手足蠕动;阴虚不能制阳,虚热内生则咽干口燥,心中烦热,舌红少苔,脉细数。因此孙克伟教授认为胁痛之病当重视补肾,投以滋水涵木之法,宜肾补肝,扶正正气。肾藏先天之精,化生肾气,肾气含阴阳,肾阳可鼓动肾阴,上升以滋养肝木,肝之血液充足,则肝气化生有源,冲和畅达。

**5. 辨病与辨证相结合**

孙克伟教授主张将辨病与辨证相结合论治胁痛。辨病,可宏观把握疾病的发展态势和预后走向,掌握最核心的病机,以此确定总体的治疗法则,在此基础上再辨证论治则更为准确。既兼顾了疾病的普遍性,又兼顾了个体的特殊性。临床上胁痛常见于慢性乙型肝炎、肝癌、胆囊炎、脂肪肝等疾病,以下一一展开分析。

(1)慢性乙型肝炎。慢性乙型肝炎在中医学中属于"肝毒""胁痛""肝着""郁证"范畴,多由湿热疫毒之邪内侵后伏于体内,在外感、情志、劳倦、饮食等诱因下正气无力抗邪而引发。孙克伟教授认为病属本虚标实,以肝郁脾虚为本,肝胆湿热为标。应以疏肝健脾、清热利湿为治疗总则,常选用疏肝理脾汤、逍遥散、四逆散、痛泻要方等调理肝脾之方,酌情加虎杖、茵陈、黄柏等清热利湿之品。在此基础上随证选用清热泻火、滋补肝肾、活血通络、温补脾肾等治法。肝郁化火加丹皮、栀子清肝凉血；脾阳虚加附子、白术、干姜、桂枝温阳健脾；肝肾亏虚加菟丝子、枸杞子、山茱萸滋补肝肾；瘀血阻络加丹参、赤芍、川芎、郁金活血化瘀，还可选用鳖甲软肝片、扶正化瘀片，二者对于瘀血阻络型慢性乙型肝炎及其肝硬化具有较好抗肝纤维化作用。

（2）脂肪肝。脂肪肝在中医学中属于"肝癖""积聚""癥瘕""肥气"范畴。其病因责之于七情内伤或饮食不节，过食肥甘厚腻之品或素体肥胖，痰湿偏盛或饮酒过度，酿生湿热或多逸少劳，久坐少动。这些因素造成肝郁气滞、饮食停滞、肝郁化火、脾虚生湿、痰浊内生、痰瘀互结等"六郁"表现。孙克伟教授认为核心病机为肝气郁结，脾虚生湿，应以疏肝理气，健脾祛湿为治疗大法，以越鞠丸为主方，在此基础上随证加减。肝郁脾虚者，加柴胡、白芍、当归、白术以疏肝健脾；湿郁重者常投以玉米须、荷叶、木瓜、山药、白术、砂仁等健脾利湿之品；火郁重者，加茵陈、黄柏、白豆蔻、薏苡仁、虎杖以清热利湿；痰郁、血郁皆盛者，加夏枯草、半夏、玄参、桃仁、红花、赤芍、川芎以化痰散瘀。

（3）原发性肝癌。原发性肝癌在中医学属于"癥瘕""肝积"范畴。多由外感、饮食、劳倦、情志等因素导致正气亏虚，肝脾不和，气滞血瘀，热毒互结，痰瘀阻滞，痰、瘀、毒搏结日久形成癥块。孙克伟教授认为应以肝脾不和为本,痰浊、血瘀、热毒邪为标。治当攻补兼施。主方多选用调理肝脾之剂,常选用参苓白术散化裁。热毒较甚者,投以半枝莲、白花蛇舌草等清热解毒抗癌之品;脾虚湿盛者,投以大剂量益气健脾化湿之品,如黄芪、白术、薏苡仁等,旨在治标时兼以扶正,增强机体抗邪能力;癌痛较甚而热象不显者,加附子、干姜、桂枝温通经脉而止痛;疼痛绵绵不休者,可予丝瓜络活血祛风活络;痰浊者,选用半夏、夏枯草、玄参、海藻、昆布等化痰散结之品;血瘀者多选用莪术、鳖甲、龟甲、丹参等活血化瘀、软坚散结之品。孙克伟教授认为肝癌血瘀者慎用川芎,原因有二：一是癌病后期多有阴虚,川芎辛香行散,有耗伤津液之虞;二是川芎性善行窜,恐其导致肿瘤扩散。

(4) 胆囊炎。急性胆囊炎在中医学属于"胁痛",慢性胆囊炎属于"胆胀"。多以情志不遂、饮食不节、虫石阻滞、感受外邪、久病体虚为诱因。孙克伟教授认为最常见的诱因为结石阻滞于胆,以致胆失和降,不通而痛。常投以鸡内金等化坚消石之品。兼有湿热,症见小便淋漓涩痛者,多选用金钱草、海金沙、木通、萹蓄、车前子等清热利湿、利尿排石之品;疼痛较甚者,可加延胡索行气止痛;身目发黄者加茵陈、栀子利湿退黄;恶心呕吐者加竹茹、芦根清热止呕;壮热者加石膏、虎杖退热解毒。

## 四、独特治则治法

### 1. 疏肝与养阴并举

肝脏具有"体阴用阳"之生理特性。体,有形体、实质之义;用,有功能、作用之义。"体阴"指肝体藏血属阴的生理基础。肝中贮藏的血液充足,方可化生和涵养肝气,维持肝气的通畅条达,确保发挥正常的疏泄职能。"用阳"指肝脏升发主动的生理功能。肝五行属木,与春气相通,具有升发、畅通之性,喜条达恶抑郁。肝气冲和畅达,疏泄之能正常,气行则血行,则能维持血液运行通畅,固摄肝血而不致出血,从而正常发挥肝藏血机能。只有肝体、肝用二者藏泻有度,气血调和,刚柔并济,肝脏的生理机能才能如常运作。

肝相火内寄,易亢易逆,常煎熬阴血津液,阴血亏虚而致相火妄动,即叶天士所云之"阳常有余,阴常不足"。肝血亏虚无以濡养肝体,从而进一步影响肝之疏泄机能。情志不遂,肝郁久化火,劫伤阴津;湿热久留,郁久化火,灼伤阴液;血瘀停滞体内,气化不利,津液血液输布异常,其濡养、滋润功能亦减退,表现阴亏之象;久病体虚,肝失去濡养,耗伤阴津,肝肾阴虚。孙克伟教授认为气郁、湿热、血瘀、体虚等胁痛病因皆可引起肝阴亏损,诊治当时刻注意顾护阴液。病在气分时,正气充足,津液未伤,疏理肝气宜选用轻灵平和之品,如香附、苏叶、佛手。避免大量使用和久用辛温香燥之品,如青皮、木香等,防止辛燥太过劫伤阴液。同时常辅以葛根、生地黄、麦冬、五味子等生津养阴之品,寓未病先防之义。病在血分,正气多虚,应以养阴为主,兼以疏肝,养阴以益肾补肝为要,方可选用一贯煎、二至丸、六味地黄丸、知柏地黄丸等,药味可选用菟丝子、枸杞子、生地黄、枣皮、杜仲、牛膝等滋补肝肾之品。

**2. "六郁"同解**

孙克伟教授结合多年临证经验,以"郁"为机,以越鞠丸为基础加减化裁,研制经验方如下:栀子 10 g,白术 15 g,川芎 10 g,枳壳 10 g,白芍 15 g,甘草 5 g。主治因致肝气郁结为主所导致的食郁、血郁、火郁、痰郁、湿郁,症见胁肋胀痛,脘腹痞满,纳差,不思饮食等者。病机为肝郁化火,脾虚痰湿食阻。组方思路:若饮食不节、情志不遂、忧思过度,常常导致肝气郁结不畅从而变生诸证。如肝气郁结为气郁,横犯脾胃,脾胃运化失常而致食郁;气不行血,血液停滞而为血郁;肝郁日久可化生火郁;气机阻滞,津液运行输布不利,加之脾虚不运,故痰湿内生,而致湿郁、痰郁。"六郁"中当以气郁为先,治以疏肝解郁为要,气行则诸郁自解。方中枳壳归脾、胃、大肠、三焦、胆经,既能梳理肝胆和三焦之气以治气郁,可用于肝失疏泄,气机阻滞之胸胁胀满,还善行脾胃之气滞,健脾消食以治食郁;白术补气健脾燥湿以治湿郁,可用于脾虚湿滞之纳差、便溏、泄泻、痰湿,被前人喻为"脾脏健脾补气第一要药";川芎为血中气药,可活血化瘀,行气通滞以治血郁,是治疗气滞血瘀诸证的要药;栀子清热范围广泛,可下清肝胆火热以治火郁;"五郁"若除,痰郁随之而解。白芍味苦酸,入肝脾经,甘草味甘,可缓急,补脾气,二者合用酸甘养阴,可起养血柔肝,缓急止痛之效。诸药共奏行气解郁之效。

病性属实者,若是气郁偏盛,症见胁肋胀满、疼痛者,加薄荷、陈皮、木香、柴胡以疏肝行气;若是血郁偏盛,症见胁肋刺痛、拒按,夜间尤甚,舌下络脉迂曲者,加丹参、红花、桃仁、赤芍以活血化瘀;若是湿郁偏盛,症见肢体闷重酸痛,头重如裹,脘腹胀满,便溏等者,加玉米须、荷叶、苍术、泽泻、薏苡仁、白豆蔻以化湿;若是痰郁偏盛,症见胸胁满闷,咽中如有物梗塞,咯之不出,吞之不下者,加半夏、茯苓、生姜、枳壳、厚朴、紫苏等理气化痰之品;若是食郁偏盛,症见胃脘胀满疼痛、拒按,嗳腐吞酸者,加山楂、麦芽、鸡内金健脾消食;若是火郁偏盛者,症见心烦口渴,舌红少苔者,加生地黄、葛根、芦根清热生津。

病性属虚者,多由肝气乘脾,脾胃虚弱,气血生化无源，形成心脾两虚或心神失养之证，或肝郁日久化火，心火亦亢，久则灼伤心阴，导致心肾阴虚之证。心神失养，症见精神恍惚，情绪不宁，悲怒善哭，喜笑无常者，可予甘麦大枣汤甘润缓急，养心安神；心脾两虚，症见心悸失眠，健忘，神疲乏力，纳差，便溏，面色不华者，可予归脾汤健脾养心，补益气血；心肾阴虚，症见失眠多梦，心烦易怒，咽干口燥，舌红少苔，脉细数者，可予天王补心丹滋阴降火，养心安神。

**3. 补肾与行气并举**

肝病日久，肝阴亏虚，子盗母气，肾阴必虚，水不涵木，如此反复，病属沉疴。症见头晕目眩，两目干涩，耳鸣健忘，胁肋隐痛，腰膝酸软，咽干舌燥，心中烦热，舌红少苔，脉细数者，治当以肾为本、滋水涵木，可投以鳖甲、龟甲等血肉有情之品，或菟丝子、枸杞子、女贞子、墨旱莲等甘平之品。此外，孙克伟教授喜在补肾之时佐用健脾行气消食之品，如山药、麦芽、山楂等，使补而不滞。

**4. 疏肝与健脾并举**

《金匮要略·脏腑经络先后病脉证并治》有曰："夫治未病者，见肝之病，知肝传脾，当先实脾。"肝五行属木，脾五行属土，肝木克脾土，脾才能正常行使生理机能；病理状态下，肝气有余，对脾土的制约超出正常限度则肝病传脾，导致脾胃虚弱。症见情志抑郁或急躁易怒，胁肋胀痛或攻窜作痛,纳差,肠鸣,泄泻,腹痛,泻后痛缓,或便溏,矢气多,舌苔白,脉弦。孙克伟教授认为胁痛之肝气实者,当肝脾同调,健脾以疏肝,调肝以实脾。脾胃健运,水谷精微充实,气血化生有源,肝气得以濡养和条达,才能正常发挥疏泄特性。肝气疏泄,畅达气机,调节脾胃之气的升降,促进胆汁的排泄,有利于食物的消化,确保脾正常发挥主运化的职能。常用肝脾同调的方有逍遥散、柴胡疏肝散、小柴胡汤、四逆散、痛泻要方、半夏泻心汤等。郁久化热者,加丹皮、栀子清泻郁火;脾胃虚弱者,加木瓜、白术、山药、党参、茯苓健脾益气;失眠者,加酸枣仁、柏子仁、茯神、五味子、龙骨、牡蛎等安神助眠。

**5. 活血化瘀与软坚散结并举**

病在血分者,正气多虚,气虚无力行血,血液停聚而成瘀血,瘀血可形成有形之癥块阻滞肝络,或瘀阻脉管,血不循经而致出血。症见胁肋刺痛,痛处固定不移、拒按,夜间尤甚,胁下或有癥块,或伴有呕血、便血,可夹有血块,舌紫黯,可见瘀斑瘀点,或舌下脉络迂曲,脉涩。瘀血既是病理产物,又是病因。孙克伟教授认为应将活血化瘀法与软坚散结法同用,可用丹参、红花、川芎等药既可活血化瘀又无破血动血之弊,辅以鳖甲、龟甲、牡蛎、鸡内金等药既可软坚散结又无伤阴之弊。

### 6. 调畅情志

情志不遂为胁痛最常见的病因之一。肝在志为怒,故七情中与肝病最密切的当属怒。肝主升发,指的是肝脏具有升发畅达的特性,可向上向外升动发散以调畅气机。病理状态下,肝脏有升发太过与不及两种表现。大怒则导致肝升发太过,疏泄过亢,常伴头目胁肋胀痛、面红耳赤等,可予龙胆泻肝汤清肝泻火,更有甚者,气机逆乱,血随气逆,上冲头目,出现呕血、昏厥,可予羚角钩藤汤平肝息风;郁怒则导致肝脏升发不及,疏泄失利,常伴胸胁胀闷,善太息,不思饮食等,可予柴胡疏肝散疏肝解郁,可酌情加香附、郁金、合欢花、百合等解郁之品。综上,可用"大怒则平肝,郁怒则疏肝"一句概之。同时气血是情志变化的生理基础,气血失调亦会引起肝脏疏泄不利而情志失调。《灵枢·本神》中有载"肝气虚则恐,实则怒"。肝气有余过亢,则会导致情绪过于兴奋,易激动,易发怒,可予川楝子、夏枯草、栀子、青皮等泻肝理气之品;肝血亏虚则肝气虚,易气怯,易惊恐,孙克伟教授常重用黄芪补肝气,辅以当归、白芍、阿胶等养血柔肝之品。

调畅情志除了药物疗法外,非药物的情志疗法也十分重要,常用的有情志相胜法、移情易性法。情志相胜法是指应用五行相克的关系,以情胜情,通过人为诱导患者适度产生其所不胜的情志,来制约和纠正某种情志太过而对机体产生的偏差。《素问·阴阳应象大论》曰："怒伤肝,悲胜怒。"五行学说中,怒对应肝和木,悲对应肺和金。金能克木,且《素问·举痛论》曰："怒则气上……悲则气消。"肃降的肺气可以制约升发太过的肝气,故悲胜怒。孙教授认为大怒肝气有余且上逆之时,可通过制造悲伤的情境使多余的肝气得到消散,但注意适度即可,中病即止,切不可悲伤过度,以免耗伤肺气。移情易性法是改变患者的心理指向,把注意力从病所转移到其他事物上从而减轻或者消除疾病。《素问·移精变气论》载："古之治病,惟其移精变气。"当大怒或心有郁怒之时,可以把注意力转移到所好之事上——好棋者予之棋,善乐者与之笙箫,则怒气自解。

## 五、验案举隅

### 案 1

裴某,男,46岁,湖南长沙人。

初诊:2019年9月26日。

病史:患者有慢乙肝病史10余年,因病而忧思难解、担忧恐惧。反复胁痛6年,伴失眠,多梦。2011年肝活检:S1-2;多次自身免疫性肝炎抗体阴性。

刻诊:右胁下疼痛,与饮食无关,情绪波动时症状加剧,平素性情急躁,不寐,多梦,易醒。

既往史:既往有溃疡性结肠炎。

查体:慢性肝病面容,肝掌(一),蜘蛛痣(一),肝区压痛(一),叩击痛(+)。舌质稍红,苔薄腻,脉弦。

中医诊断:肝著(湿热内蕴证)。

西医诊断:①慢性乙型病毒性肝炎;②溃疡性结肠炎;③焦虑症。

治法:理气化痰,清利肝胆。

处方:黄连温胆汤加减。枳壳 10 g,竹茹 15 g,茯苓 10 g,法半夏 10 g,陈皮 5 g,黄连 5 g,甘草 5 g,酸枣仁 30 g,川芎 10 g。7 剂,水煎服。

二诊:2020 年 3 月 5 日。

药后右胁下不适,时有背胀,仍失眠、甚则彻夜不眠,舌质红,苔黄,脉弦。

处方:上方加栀子 10 g。10 剂。

三诊:2020 年 8 月 20 日。

药后患者胁痛较前明显缓解,时有肝区隐痛、背部疼痛,服药后缓解,停药后反复,情绪紧张时症状加重,性情较急躁,仍有失眠,舌质红,有齿痕,苔薄黄,脉弦稍细。

处方:丹栀逍遥散加减。白芍 15 g,当归 10 g,柴胡 10 g,茯苓 15 g,白术 15 g,薄荷 5 g,甘草 5 g,丹皮 10 g,栀子 10 g,酸枣仁 30 g,龙骨 15 g,牡蛎 15 g,川芎 10 g。

10剂。

按：慢乙肝胁痛多以肝郁脾虚、肝胆湿热为多。我院就诊之慢乙肝胁痛患者，多以肝气不疏、气郁作痛等情志致病为主，症多见胀痛、易怒、烦忧，情绪改变时疼痛加剧，脉弦等。肝郁患者，日久又可见多种病势变化。木旺乘土则见肝郁脾虚；肝郁化火伤阴则可见肝肾阴虚；脾虚日甚，又可见脾肾阳虚之象。肝胆湿热患者又分为肝经湿热及肝胆湿热。肝胆湿热多为胁痛、口苦呕恶与湿热证并见，肝经湿热患者以阴部瘙痒、睾丸湿热等与湿热证并见。本案患者胁痛兼见失眠，初时考虑痰热内蕴致肝胆湿热，阻滞作痛，又痰热内扰神明、心神不宁而致失眠，予以温胆汤加减，失眠予酸枣仁养心安神；二诊时患者症状缓解不明显，失眠较重，考虑肝郁日久化火，遂见舌红、苔黄等象，加栀子清热泻火；三诊时患者痰湿不显，肝郁日久化热伤及脾，症见舌有齿痕、疼痛隐隐等脾虚之象，予以疏肝健脾之丹栀逍遥散加减，加龙骨、牡蛎镇心安神，酸枣仁养心安神。

## 案2

李某，女，50岁，湖南人。本院住院患者，病历号：00571750。

初诊：2020年8月19日。

病史：右胁下疼痛半月，外院乙肝五项示"小三阳"，外院腹部CT提示，右肝后叶稍低密度肿块灶，考虑肝内占位性病变，肝癌可能性大。

刻诊：右胁下时有疼痛，呈间断性，併上腹部胀满疼痛,稍有乏力,纳食一般,二便正常。

查体:肝掌(一),蜘蛛痣(一),皮肤及巩膜无黄染,肝区压痛、叩击痛(一)。舌质淡暗,苔薄白,舌下脉络迂曲,脉弦弱。

中医诊断:胁痛(脾虚血瘀证)。

西医诊断:①原发性肝癌;②慢性乙型病毒性肝炎。

治法:益气活血化瘀,软坚散结。

处方:鳖龙软肝汤加减。柴胡 10 g,枳实 10 g,黄芪 15 g,地龙 6 g,鳖甲 10 g,白术 10 g,太子参 10 g,丹参 15 g,郁金 10 g,鸡内金 10 g,半边莲 30 g,白花蛇舌草 30 g。5 剂,水煎服。

二诊:2020 年 9 月 3 日。

患者服药后,右肋疼痛稍好转,上腹仍胀满,服药后腹泻,2~3 次/日,无水样便,舌质黯较前稍好转,苔薄白,脉弦。此仍肝郁脾虚,血瘀挟湿。

处方:原方加桂枝 10 克、法半夏 10 克、陈皮 5 g。10 剂。

三诊:2020 年 9 月 14 日。

患者诉上腹胀满及右肋疼痛明显好转,舌脉同前。前方继用 10 剂。

按:癌病,中医多责之正气内虚、感受邪毒、饮食损伤、情志郁结、旧病宿疾等,致体内气血津液运行不畅,产生气滞、血瘀、湿滞、痰浊、热毒等病理因素停聚体内、蕴结于脏腑而成，治疗上当以扶正祛邪为主。肝癌患者多以活血化瘀、破血消癥、软坚散结等药物，配伍以益气健脾扶正之品，以助攻补兼施，并加入经验性抗癌药。多用鳖甲、莪术、丹参以活血化瘀，黄芪、白术以益气健脾，痛甚者加桂枝、附子以温通，痛势绵绵者加丝瓜络舒筋通络，辅以半边莲、白花蛇舌草等经验性抗癌药物。本案患者右胁下疼痛、乏力、舌质淡暗、舌下脉络迂曲，考虑气滞血瘀内停、肝脾气血不足，予以鳖龙软肝汤加减。方中鳖甲、地龙活血化瘀、软坚散结，以消胁下积块；柴胡疏肝解郁，郁金行气解郁、活血止痛，两药合用，疏肝郁以畅气机；丹参活血化瘀、枳实破气消积，两药破积聚以活气血；黄芪、太子参益气扶正，以祛邪而不伤正；鸡内金消食健胃以助脾胃运化；半边莲、白花蛇舌草以清热解毒抗癌，为癌病常用经验药。

## 案 3

文某，女，49 岁，湖南人。

初诊：2019 年 9 月 16 日。

病史：肝内胆管结石患者，2010 年于外院行胆囊切除术、左半肝切除术，右胁下疼痛多年。2019 年 8 月发现甲状腺功能减退，服优甲乐治疗。肝功能正常。

刻诊：右胁下胀痛。

查体：巩膜无黄染，未见肝掌及蜘蛛痣。舌质淡，稍暗，有齿痕，苔薄白，脉弦细。

中医诊断：胁痛（肝郁脾虚证）。

西医诊断：肝内胆管结石。

治法：疏肝解郁，健脾益肾。

处方：逍遥散＋川芎10 g，枳壳10 g，鸡内金10 g，菟丝子15 g，熟地15 g，黄芪10 g。10剂，水煎服。

二诊：2019年11月20日。

患者诉近一月来右胁下疼痛较前加剧，疼痛牵涉至后部及右肩，无发热，巩膜及全身皮肤未见黄染，肝功能、ALP、GGT、AFP正常。舌质淡，苔薄白，脉细。

处方：逍遥散加减。柴胡10 g，香附10 g，川芎10 g，白芍10 g，枳壳10 g，甘草10 g，鸡内金10 g，菟丝子10 g，当归10 g，大黄5 g，枸杞子15 g。10剂。

三诊：2020年3月26日。

右胁下疼痛较前缓解、隐痛，诉近来出现右髋关节疼痛，运动后加剧，无右下肢麻木、疼痛，无发热等症。舌质淡，有齿痕，脉弦细。

处方：逍遥散＋菟丝子15 g，附子片10 g，川芎10 g，枸杞子15 g。10剂。

四诊：2020年9月3日。

服药后疼痛缓解，近半月来肝区疼痛加剧，为阵发性，放射至背部，无发热、无小便涩痛。舌质淡，苔薄白，脉弦。

处方：逍遥散＋川芎10 g，香附10 g，枳壳10 g，鸡内金 10 g。14 剂。

按：胁痛患者多辨在气在血，患者胀痛为主，舌脉未见明显瘀象，考虑气滞为主。胆道结石中医多责之湿热内聚、肝郁气滞、胆汁阻滞、阴虚内热等因。本案一诊时结合患者舌脉，考虑肝郁脾虚为主，肝气不疏，致胆汁疏泄失常，久郁于胆道，炼而为石，肝郁日久，木旺乘土，兼见脾虚，肝郁之症日久又有化火伤阴及肾之嫌，故组方中以逍遥散为基，加入排石之鸡内金，益气之黄芪，以及菟丝子、枸杞、熟地等益肾之物；二诊时疼痛较甚，加入香附以增强止痛之功，大黄以逐瘀而促胆汁之疏泄；三诊时患者出现右髋关节疼痛，结合舌淡、齿痕，考虑肝郁脾虚日久，有脾肾阳虚之势，加以附片温阳，仍合益肾之品同用，旨在荣则不痛。肝郁脾虚日久，舌有阳虚之象时，当考虑脾虚日久，累及脾阳，当酌予附片、干姜、桂枝等物，稍稍与之，以少火生气，起温通之用。

## 案 4

蒋某，35 岁，男，湖南人。

初诊：2020 年 7 月 23 日。

病史：患者患脂肪肝 10 余年，近两年来转氨酶反复升高，近 3 月来因工作劳累后出现肝区胀痛。肝功能：ALT 94.1 U/L，AST 38.2 U/L，余正常；ALP 83 U/L，GGT 85 U/L。肾功能：UA 447 μmol/L，余正常。血脂：TG 4.09 mmol/L，HDL‐C 0.77 mmol/L。HBV‐DNA：低于检测下限；FibroTouch：肝脏硬度 12.3 kPa；脂肪衰减：312 dB/m。

家族史：父亲有高血脂病史，伯父有糖尿病史。

刻诊：时有肝区胀痛，偶有食后腹胀，口干口苦，大便时干时稀，食纳下降，眠尚可。

查体：肝掌阴性，肝区压痛、叩击痛（－），BP：120/86 mmHg，舌质淡红，苔薄腻，舌下脉络迂曲，脉弦。

中医诊断：胁痛（痰湿中阻证）。

西医诊断：非酒精性脂肪性肝病。

治法：燥湿化痰，健脾益气。

处方：半夏白术天麻汤加减。法半夏 10 g，白术 15 g，天麻 10 g，川芎 10 g，葛根 30 g，黄芪 30 g，桂枝 5 g，白芍 15 g，荷叶 30 g，玉米须 30 g。15 剂，水煎服。

按：非酒精性脂肪性肝病多与肥胖症、2 型糖尿病、代谢综合征相关，中医多责之湿热、痰热、瘀热、气滞、脾虚。临床表现为气血痰火湿郁及脾虚，治疗时宜解郁为主，兼顾护脾胃，同时可结合现代药理学研究选择经验性用药药物，如有糖尿病或糖尿病家族史者可加玉米须，有高血脂者可加荷叶，有血压偏高者酌加天麻等。本案中患者口干口苦、苔腻，有湿滞于中致津液输布不畅之象，结合舌脉，考虑痰郁为主，兼见脾虚及血郁，予半夏白术天麻汤加减，方中法半夏白术以燥湿化痰解痰郁，川芎以解血郁；黄芪以益气健脾，桂枝、白芍以调和脏腑阴阳。荷叶、玉米须、天麻为基于现代药理研究的脂肪肝经验性用药。

## 参考文献

[1] 符小玉,孙克伟.肝纤维化分期与舌下络脉积分的关系[J].中西医结合肝病杂志,2008,18(1):12-14.

[2] 康良石,刘平,张赤志,等.肝硬化论治经验[J].中医药通报,2002,22(2):3-5.

[3] 伍玉南,陈斌,孙克伟.慢性乙型肝炎的中医证型分析[C].第一次全国中西医结合传染病学术会议论文汇编//第一次全国中西医结合传染病学术会议论文汇编//中国中西医结合学会传染病专业委员会.

[4] 唐丹,孙克伟.丹栀逍遥散治疗非酒精性脂肪肝的临床效果[J].中外医学研究,2018,16(6):42-43.

[5] 王雅,熊焰,张涛,等.鳖龙软肝片抗肝纤维化临床观察[J].湖南中医药大学学报,2010,30(9):181-183.

(石佼灵　秦和英　朱文芳　孙克伟)

# 疏肝健脾清热利胆治胁痛
## ——薛敬东主任论治胁痛

薛敬东(1963—),男,陕西省中医医院肝病科主任,主任医师,陕西省中医医院、中医药研究院伦理委员会副主任委员,陕西中医药大学硕士生导师,陕西省第二批名中医,第五、六批省级师承指导老师。陕西省卫生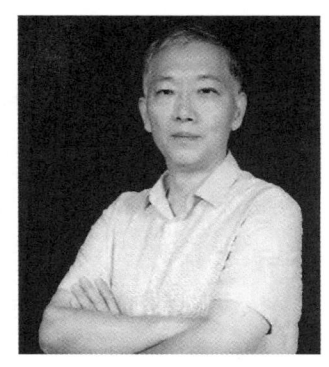
厅白求恩奖,国家卫计委先进工作者获得者。中国民主同盟会盟员,师从名老中医张瑞霞主任医师。

主要兼职:中华中医药学会肝病分会常委、名医学术思想分会委员,中国民族医药学会肝病分会副会长,世界中医药学会联合肝病委员会、伦理审查委员会理事,伦理审查体系认证审核员,陕西省中医学会肝胆病专业委员、血液病专业委员会副主任委员,陕西省医师协会血液病专业委员会委员,中国医师协会中西医结合医师分会肝病学专业委员会常委,中国中药协会肝病药物研究专业委员会常委。

突出临床。擅长中医治疗肝胆病、血液病,开展外治法治疗肝腹水、肝癌,缓解患者症状改善生存质量,以中医理论辨证施膳治疗肝腹水,提高治疗效果,体现中医药特色与优势。开展中医治疗脂肪肝的临床研究,引进推广"中医无饥饿禁食疗法"治疗脂肪肝,参与《中医禁食疗法专家共识》的编写。

开展科研。参与科技部"十五"攻关课题;国家重点基础研究发展计划("973"计划)课题;国家重大科技专项"艾滋病和病毒性肝炎等重大传染病防治"等科研项目10项,负责陕西省中医药管理局第一批"十创"病种项目臌胀病、第三批"十创"病种项目脂肪肝中医治疗方案的推广研究。出版专著3部,发表论文60余篇。

总结经验。作为名老中医张瑞霞学术继承人,总结张瑞霞主任医师学术观点及思辨特点,出版《名老中医张瑞霞学术思想临证经验荟萃》一书。"名老中医张瑞霞疏肝健脾法治疗慢性乙肝临床方案的应用"获陕西省科学技术三等奖。

培养后学。担任陕西中医药大学研究生导师,陕西省第5、第6批师承指导老师,培养硕士研究生10名,毕业7名,2名攻读博士学位,培养学术继承人4名。

## 一、胁痛的源流

### 1. 病名源流

胁在侧胸,为腋下至十二肋部。胁痛是指一侧或两侧胁肋部疼痛为主要表现的病证,临床比较常见。胁痛最早记载于《足臂十一脉灸经》,其言足少阳脉络行于胁部,病于经络则胁痛。胁痛之病名,始于《内经》,《素问·缪刺论》谓:"邪客于足少阳之络,令人胁痛不得息。"《素问·脏气法时论》曰:"肝病者,两胁下痛引少腹,令人善怒。"《内经》中还有胠胁痛、季胁痛、胸胁痛及胁下痛等记载。

东汉时期,张仲景对胁痛有进一步的阐述,《伤寒论》提出"胸胁苦满""胁下痞硬""胁下硬满"等胁痛症状。《金匮要略·腹满病》篇称胁痛里急,《痰饮病》篇阐述痰饮停于胁下引起的疼痛,未明确痰饮胁痛,但有"胸胁支满"等描述。后世也称悬饮胁痛、停饮胁痛。《华氏中藏经》丰富了胁痛的症状,有"胁下坚痛"的描述。

隋唐时期,针对胁痛病因病机,辨证论治有较大发展,如《诸病源候论》载:"胸胁痛者,由胆与肝及肾之支脉虚为寒气所乘故也。"说明了胁痛发病脏腑为胆、肝、肾。《备急千金要方》专设"肝胆"篇,提出肝实热和肝虚寒两方面的病因,此时,有"两胁下痛""胁下坚满"等词语。

宋金元时期,中医学术流派形成。宋代严用和《严氏济生方》云:"夫胁痛之病……肝脏既伤,积气攻注,攻于左,则左胁痛;攻于右,则右胁痛;移逆两胁,则两胁俱痛。"有左胁痛、右胁痛之分。严氏认为病因主要为情志所伤。金代张子和《儒门事亲》中用"两胁刺痛"描述。

明清时期,对胁痛病名认识全面,张景岳在《景岳全书》中提出分"外感胁痛"和"内伤胁痛";李梴在《医学入门》中论述了胁痛的病因病机,并提出"左胁痛""右胁痛"治法不同,又提出"干胁痛"。清代尤怡《金匮翼》中谈到"肝郁胁痛""肝虚胁痛""肾虚胸胁痛""肝火胁痛""污血胁痛";还有"运气胁痛""感冒胁痛""产后胁痛""胎前胁痛""惊伤胁痛""妊娠胁痛""肺邪胁痛""房劳胁痛""跌仆胁痛""食积胁痛""经来胁痛""肝气胁痛""风寒胁痛""火病胁痛"等。这一时期的胁痛以病因病机命名。

### 2. 病因源流

胁痛主要病机为肝络失和,病变脏腑在肝胆,又与脾、胃、肾有关。病因无外乎外感与内伤之分,病证有实有虚,病因为气滞、血瘀、湿热。

《素问·举痛论》曰:"寒气客于厥阴之脉……则血泣脉急,故胁肋与少腹相隐痛矣。"《素问·刺热论》曰:"肝热病者……胁满痛,手足燥,不得卧。"《诸病源候论》曰:

"邪气乘于胸胁,故伤其经脉,邪气之与正气交击,故令胸胁相引而急痛也。"说明外邪可引发胁痛。

《难经》谓:"恚怒气逆,上而不下则伤肝。"严氏把胁痛归因为情志因素,《严氏济生方》谓:"夫胁痛之病……多因疲极嗔怒,悲哀烦恼,谋虑惊扰,致伤肝脏。"《金匮翼·胁痛统论·肝郁胁痛》说:"肝郁胁痛者,悲哀恼怒,郁伤肝气。"《杂病源流犀烛·肝病源流》也说:"气郁,由大怒气逆,或谋虑不决,皆令肝火动甚,以致胠肋胁痛。"认为肝郁气滞为胁痛的重要因素。

《灵枢·五邪》谓:"邪在肝,则两胁中痛,恶血在内,瘀阻肝脉。《金匮翼·胁痛统论》谓:"污血胁痛者,凡跌仆损伤,污血必归胁下故也。"《杂病源流犀烛》谓:"由恶血停留于肝,居于胁下,以致胠肋疼痛,按之痛亦甚。"说明瘀血阻络,肝络损伤,可发为胁痛。

《景岳全书》说:"以饮食劳倦而致胁痛者,此脾胃之所传也。"饮食不节,内伤脾胃,湿热内生,肝胆经脉不通,可致胁痛。"内伤虚损,胁肋疼痛者,凡房劳过度,肾虚羸弱之人,多有胸胁间隐隐作痛,此肝肾精虚,不能化气,气虚不能生血而然"。明确了胁痛与肾相关,肝肾虚胁痛特点为胸胁痛隐隐。

清代尤怡认识到虚致胁痛,提出肝虚胁痛,还谈到肾虚胸胁痛,如《金匮翼》云:"肝虚者,肝阴虚也。阴虚则脉绌急,肝之脉贯隔布胁肋,阴虚血燥,则经脉失养而痛""房劳过度,肾气虚弱,羸怯之人胸胁之间多有隐隐微痛,此肾虚不能纳气。"

### 3. 治法源流

《备急千金药方》认为胁痛有两类:肝实热者,清肝利胆;肝虚寒者,温经散寒。严用和认为胁痛应疏肝解郁,用枳芎散、推气散等治之。肝胆湿热胁痛除当归龙荟丸外,《医方集解》中有龙胆泻肝汤;《续名医类案》以一贯煎治疗肝阴虚胁痛;《证治准绳》以补肝汤治疗肝肾虚损胁痛。肝郁脾虚之胁痛,选方《和剂局方》的逍遥散。《金匮翼》认为肾虚胸胁痛者,宜用熟地、补骨脂补肾,阿胶、川芎、当归和血。此外,《景岳全书》用左归饮,《小儿药证直诀》以大补元煎为补益肝肾治疗胁痛。朱丹溪认为,木气实,用苍术、川芎、当归,气有余化火,当归龙荟丸、姜汁下,是清热泻火之法。对于瘀血胁痛,《金匮要略》用旋覆花汤治疗"肝着",《医学发明》用复元活血汤治疗,《症因脉治》的桃仁红花汤为另一有效方剂。

## 二、胁痛的病因病机和治则

胁痛临床多见于急慢性胆囊炎、胆石症、胆囊切除术后、脂肪肝、病毒性肝炎等疾病,其发病部位在于肝胆,与脾胃相关。疏肝健脾、清热利胆是施治常法。

**1. 疏肝理气为先**

肝属木,与春季相应,主升发疏泄,喜条达而恶抑郁。因情志、饮食、外伤等引起肝气郁结,气机阻滞,肝络不通,表现为胸胁、乳房等胀满疼痛不适;如《金匮翼·胁痛统论·肝郁胁痛》说:"肝郁胁痛者,悲哀恼怒,郁伤肝气。"《杂病源流犀烛·肝病源流》也说:"气郁,由大怒气逆,或谋虑不决,皆令肝火动甚,以致胠肋胁痛。"若气郁日久,郁久化热,则会出现性情急躁易怒、胸胁胀满、口苦口干、目赤、耳鸣等症。薛敬东主任认为,胁痛病多由于现代社会工作压力、饮食不节、生活不规律等导致肝郁气滞,肝郁气滞为胁痛病发生的主要病机,故治疗胁痛应从疏肝理气出发。

**2. 健脾和胃并重**

肝、胆、脾、胃位于中焦,肝胆气机条畅,有助于脾胃运化功能;脾胃气机畅达,促进肝疏泄、胆汁排泄。肝木喜条达而恶抑郁,胆为阳中之少阳,主少阳春生之气,有升发条达之性,肝胆之气易郁结不畅;脾为太阴湿土,主湿而恶湿,以阳气为用,以升为健,《素问·太阴阳明论》曰:"……阴者,地气也,主内。故阳道实,阴道虚。"脾土易虚而失健运。肝气疏泄失常,胆汁排泄不利,影响脾胃消化,脾胃失于运化,酿生湿邪,湿浊困脾,中焦气机不利,胆腑通降失常,胆汁瘀积于胆囊发为胁痛。薛敬东主任认为肝气郁结,或胆气不舒,横逆犯脾胃,致脾胃不能运化腐熟水谷,湿浊内生,阻滞气机,久病化热,湿热蕴结肝胆,表现为胁肋胀痛、口苦口干、纳呆、乏力等症。临床治疗时,在疏肝理气解郁的同时,应不忘健脾和胃,方可抓住疾病的病机关键。

**3. 清热利胆辅之**

胆为中精之腑,贮藏和排泄胆汁。《素问·五脏别论》曰:"六腑者,传化物而不藏,故实而不能满也。"胆为六腑之首,"六腑以通为用""泻而不藏",具有通降下行的特性。胆汁的贮藏与排泄离不开肝主疏泄的生理功能。肝气疏泄,条畅气机,则胆汁分泌排泄正常,清代周学海的《读医随笔·卷四》说:"凡脏腑十二经之气化,皆必藉肝胆之气化以鼓舞之,始能调畅而不病。"若情志不畅,肝主疏泄功能失常,肝气郁滞,忧思恼怒,湿浊阻滞则胆腑气机壅塞,肝胆失于疏泄,胆腑不通,胆汁排泄不畅,胆汁瘀积,久则郁而化热,积为砂石[1]。砂石阻滞气机,则胆气不舒,可出现右胁胀痛或痛引肩背不适,甚则绞痛。胆为气机升降之枢机,枢机不利,升降失常,克犯中土则呕苦汁,呃逆,纳呆,口苦,胸胁胀满、疼痛;舌淡红,苔白或微黄,脉弦。《东医宝鉴》说:"肝之余气,泄于胆,聚而成精。"薛教授认为肝郁气结,易致胆气郁而不畅,郁久化热,久之湿热蕴结肝胆,络脉不通,可见胸胁胀痛,口苦口干,小便短黄等症,故在疏肝健脾的基础上,佐清热利胆之品,以提高临床疗效。

### 4. 不忘滋养肝肾

《素问·阴阳应象大论》曰:"肾生骨髓,髓生肝。"肝肾同源,肝为藏血之脏,肾为藏精之脏。精与血源于先天之精和后天水谷精微,《张氏医通》云:"气不耗,归精于肾而为精;精不泄,归精于肝而为清血。"久病伤阴,或热病耗阴,或劳欲耗阴,使肝阴不足,累及肾阴,肝肾之阴亏虚不能濡养经络,阴不敛阳,发为胁痛、腰酸、手足心热、失眠多梦、急躁易怒、大便干燥、小便短赤、舌嫩红、少苔,脉细数等肝肾阴虚之证。薛敬东主任认为,肝肾为母子之藏,肝病及肾,子病及母,由此及彼,肝阴不足,易致肾阴亏虚,脉络失养,不荣则痛。胁肋部隐痛不适,阴虚则阳相对亢盛,以滋养肝肾、缓急止痛为法。

### 5. 注意活血化瘀

薛敬东主任认为,或肝气郁结,或肝热炽盛,或外伤损肝络,导致脉络血流不畅,瘀血阻络,引起胁肋部刺痛。肝主疏泄,气血运行依赖于肝疏泄功能,《难经·二十二难》说:"气主煦之,血主濡之。"说明"气为血之帅,血为气之母,气行则血行,气止则血止"。叶天士《临证指南医案·胁痛》指出:"经主气,络主血。"病邪侵袭人体是由经入络,由气及血的发展过程。若平素肝气不舒或肝气郁结,病久入络,血流不畅,则瘀血停着,阻滞脉络,发为胁肋部刺痛不移。若肝热炽盛,火毒之邪壅阻肝络,血流停滞不前,日久成瘀,则胸胁疼痛不适,痛有定处,痛处拒按,起病较急。以活血化瘀,通络止痛为法。

## 三、临证选方用药

薛敬东主任认为胁痛病以肝郁气滞证、肝郁脾虚证最常见,其次为肝肾阴虚证、瘀血阻络证等,结合胁痛病因病机,疏肝健脾,理气利胆之法贯穿治疗全程,柴芍六君子汤、柴胡疏肝散加减为常用方剂。

### 1. 肝郁重者用柴胡疏肝散

柴胡疏肝散,出自叶文龄所著《医学统旨》,主治肝气郁滞之证,有疏肝止痛、解郁理气之功效。《景岳全书》记载:柴胡、芍药以和肝解郁为主;香附、枳壳、陈皮以理气滞;川芎以活其血;甘草以和中缓痛。现代药理研究表明,柴胡疏肝散有增加肝脏血流量,改善肝脏循环,保肝护肝及抗纤维化等作用。方中柴胡为君药,其归肝、胆、肺经,味苦、辛,性微寒。《药品化义》云:"柴胡性轻清主升散,味微苦主疏肝。"柴胡的主要活性成分为皂苷类,具有解热保肝、抗炎及免疫调节等药理作用。根据不同的炮制方法，柴胡中皂苷类的含量也会有所不同，有研究表明生品含量最高，蜜拌品最少，北柴胡应使用生品为宜[2]。肝主疏泄，《内经》有云："木郁达之。"柴胡为其君，意在"解郁"，疏肝而缓急止痛。香附与川芎共为臣药，其中川芎辛散活血、行气止痛。川芎含有阿魏酸、藁本内酯、川芎嗪等有效成分；香附开郁活血、疏肝行气，主要发挥药理作用的是挥发油，包括单萜类、倍半萜类及其氧化物。有研究表明川芎与香附以 1∶2 比例配伍，可以促进阿魏酸在体内的吸收[3]，川芎和香附二药合用可推动肝气的运转。此方以陈皮、枳壳、芍药为佐药，白芍具有柔肝之效，可平肝潜阳，《血证论》记载"白芍益荣血以养肝"，和柴胡同用可增强其抗抑郁作用，缓解代谢紊乱。薛敬东主任认为胁痛病临床分型多样，日久易发变证，但其发病部位在肝胆，肝胆之气易郁滞，疏肝行气止痛为该病的核心治法，柴胡疏肝行气止痛，柔肝止痛，活血止痛之效皆具，临床上多用柴胡疏肝散加减。

## 2. 脾虚重者选柴芍六君子汤

柴芍六君子汤源于清代吴谦的《医宗金鉴》，"主治慢惊风，脾虚肝旺，风痰盛者"。此方由柴胡、芍药、白术、党参、陈皮、半夏、茯苓、甘草、钩藤等九味药组成，临床上可用于治疗肝脏疾病、胆囊疾病、胃肠道疾病、胰腺疾病等[4]。此方含有《世医得效方》的六君子汤、《伤寒论》之四逆散。四逆散为调和肝脾之剂,具有疏肝理脾、透邪解郁、调畅气机之功效。六君子汤由四君子汤加味而成,主治脾胃气虚而兼有痰湿之证。柴芍六君子汤中柴胡入肝经,有疏肝行气之效,白芍归肝脾两经,有养血敛阴、柔肝止痛之功,二者合用重在疏肝柔肝。陈皮理气除满、推动气机升降,半夏辛散温燥、和胃降逆,二者配伍取其降逆和胃理气之意。党参补气,与半夏合用,益中有散,降中有补,可增强脾胃升降功能。茯苓利水祛湿、健脾益气,增强脾胃运化水谷之功。甘草调和诸药,并能和中止痛。全方共奏疏肝、理脾、降胃气之功,临床用于肝郁脾虚诸证。薛敬东主任认为肝胆互为表里,肝胆之病,极易传脾,《金匮要略》云,"见肝之病,知肝传脾,当先实脾"。临床上肝郁脾虚型的胁痛多见,在治疗时疏肝不忘健脾,柴芍六君子汤集疏肝健脾止痛之法为一体,肝脾同治,治疗肝郁脾虚型胁痛疗效显著。

### 3. 清热利胆之品贯穿始终

薛敬东主任认为临床上胁痛多见于肝脏、胆囊疾病,又肝胆互为表里,表里互及,故清热利胆之品不可忘却,常用药物有茵陈、金钱草、蒲公英等。茵陈最早记载于《神农本草经》,其味微苦、微辛,性微寒,入脾、胃、肝、胆经,有清利湿热、利胆退黄等功效。研究显示,茵陈具有显著的保肝利胆、抗炎、抗氧化、抑菌和抗病毒等作用,主要用于治疗黄疸、胆囊炎及肝内胆汁淤积症等疾病[5]。金钱草味甘、咸，性微寒，具有利湿退黄、利尿通淋、解毒消肿的功效，既能清肝胆之热，又能除下焦湿热，具有清热利湿退黄之功，本品善排石，对于胆石症引起的胁痛尤为适用。金钱草能松弛胆道括约肌，促进胆汁分泌和排泄，具有利胆作用[6]。蒲公英始见于《新修本草》，味苦，性寒，归肝、胃经，具有清热解毒、消痈散结、利湿通便的功效。黄宫绣《本草求真》云："蒲公英即黄花地丁也，味甘性平，能入胃、厥阴肝，凉血解热，故乳痈乳岩首重焉。"说明蒲公英治疗肝胆热证较佳。薛敬东主任临床上选用以上三味药合用，清热利胆力强，治疗胆热症明显的胁痛，疗效满意。

### 4. 肝肾阴虚滋水清肝饮为宜

滋水清肝饮出自清代高鼓峰《医宗己任编》卷六，书中记载："疏肝益肾汤，凡胃脘痛，大便秘结者，肝血虚也，此方主之，逍遥散所不能愈者，此方妙。"滋水清肝饮由熟地、山药、柴胡、白芍、当归、山萸肉、牡丹皮、茯苓、酸枣仁、泽泻、栀子组成。方中以六味地黄丸滋阴补肾、壮水制火为主；以柴胡、栀子、丹皮以清肝泻火为辅；又有当归补血活血，茯苓、酸枣仁镇心安神。诸药并用，补中有泻，寓泻于补，相辅相成，是通补开合之剂。具有滋阴泻火之功效，用于治疗肝肾阴虚，肝郁化火之证。薛敬东主任对于临床上肝肾阴虚者,考虑肝气郁结,素体肝阴不足者,日久终归会导致肾阴不足,形成肝肾两虚,又因阴虚则阳亢,郁结久而化热者,发为手足心热,失眠多梦,舌红少苔者,多选用滋水清肝饮治疗肝肾阴虚型胁痛,标本兼顾,效果可观。

**5. 瘀血阻络桃红四物汤主之**

桃红四物汤出自《医宗金鉴·妇科心法要诀》,由桃仁、红花、生地黄、当归、川芎、赤芍组成,功效养血活血、通经止痛。桃红四物汤以祛瘀为核心,辅以养血、行气。方中以破血之桃仁、红花为主,力主活血化瘀;以甘温之熟地、当归滋阴补肝、养血调经,芍药养血和营,以增补血之力;川芎活血行气、调畅气血,以助活血之功。全方配伍得当,使瘀血祛、新血生、气机畅,化瘀生新是该方的显著特点。薛敬东主任认为桃红四物汤既能养血行气,又能活血化瘀通络,兼顾全面,对于外伤损络,肝郁气滞,肝热炽盛导致的瘀血阻络胁痛者皆适用。

## 五、验案举隅

### 案 1

吕某,女,50 岁,陕西西安人。

初诊:2020 年 8 月 1 日。

现病史：2015年发现乙肝"小三阳"。2年前自觉右胁肋部时有隐痛不适，未予重视，近1月较前加重。查乙肝病毒五项：HBsAg、HBeAb、HBcAb（＋），HBV-DNA＜100。肝功能：ALT 32 U/L，AST 42 U/L。腹部CT提示：肝脾比值0.56，提示脂肪肝、胆囊缺如。遂来诊。

其他病史：胆囊结石术后，否认乙肝家族史，否认高血压、糖尿病等慢性病史。

刻诊：右胁肋疼痛不适，乏力，口有异味，纳呆，大便不成形，1~2次/日，小便调，睡眠一般。

查体：巩膜不黄，无肝掌、蜘蛛痣，腹软，无压痛，肝脾未触及，舌淡红，边有齿痕，苔白，脉沉细。

中医诊断：胁痛（肝郁脾虚证）。

西医诊断：乙肝"小三阳"，胆囊切除术后，脂肪肝。

治法：疏肝健脾，清热利胆。

处方：柴胡12 g，白芍15 g，法半夏10 g，陈皮10 g，党参15 g，茯苓15 g，白术15 g，金钱草12 g，绵茵陈12 g，蒲公英10 g，生山楂10 g，鸡内金12 g，郁金10 g，香附10 g，甘草10 g。21剂，每日1剂，每日2次分服，每次200 mL。

二诊：2020年8月30日。

自觉右胁肋部隐痛不适较前缓解，乏力稍缓解，口中异味减轻,纳食尚可,大便不成形,1～2次/日。舌淡红,边有齿痕,苔薄白,脉沉细。

处方:上方党参、白术调至30 g,去郁金、香附。21剂。

三诊:2020年10月6日。

右胁肋部隐痛明显改善,乏力缓解,口中偶有异味,纳眠可,大便时有不成形,1次/日。舌淡红,苔薄白,脉细。

处方:上方党参改为15 g。20剂。

后服用上方3月,诸症悉除,随访半年胁痛未发。查乙肝病毒五项:HBsAg、HBeAb、HBcAb(+),HBV-DNA<100。肝功能:ALT 35 U/L,AST 32 U/L。腹部CT提示:肝脾比值1.2,脂肪肝消失,胆囊缺如。

按:患者中年女性,以反复右胁肋部隐痛不适2年,加重1月为主诉,伴乏力,口有异味,纳呆,大便不成形,辨证属胁痛病肝郁脾虚。故选用柴芍六君子汤加减以疏肝健脾,清热利胆。患者系乙肝病毒携带多年,病程日久,情志不舒,导致肝胆之气郁结,脉络阻滞不畅,故而右胁隐痛不适,木克脾土,脾气虚弱,故纳呆,脾虚不能运化水谷精微濡养全身,故而乏力。脾虚生湿,湿热熏蒸于口,出现口中异味,又湿性黏滞易侵犯下焦,而出现大便不成形等症。柴芍六君子汤中,柴胡、白芍为疏肝解郁,半夏、陈皮、茯苓、白术健脾化湿,党参健脾益气,甘草调和诸药,全方共奏疏肝健脾益气之功。加用香附、郁金以加强疏肝解郁,加用金钱草、茵陈、蒲公英以清热利胆化湿,加用鸡内金以加强健脾消积之功,鸡内金亦具有消积化石之功,故对于胆囊结石术后病史的患者尤为适用。生山楂与焦山楂相比,既能健脾消积,又能化脂降浊,故结合患者脂肪肝病史,选用生山楂。

## 案 2

高某,男,53 岁,陕西西安人。

初诊:2020 年 8 月 1 日。

现病史:患者既往有脂肪肝病史 10 年,未治疗。近 1 年来自觉右胁疼痛不适,呈胀痛反复发作,夜间明显。查腹部 B 超提示:脂肪肝(中度),肝脏瞬时弹性成像 CAP 值为 292 db/m。血生化:TG 3.77 mmol/L,肝功无明显异常。遂来诊。

既往史:否认高血压、糖尿病等慢性病史。

个人史及家族史:有饮酒史、吸烟史,否认疫区史,否认长期服药史。

刻诊:右胁肋部胀痛不适,时有口苦,纳食一般,眠可,二便调。

查体:腹软,右上腹压痛(±),舌暗红,苔白,脉沉细。

中医诊断:胁痛(肝郁气滞病证)。

西医诊断:脂肪肝,高脂血症。

治法：疏肝利胆止痛。

处方：柴胡12 g,白芍30 g,枳壳10 g,川芎10 g,香附10 g,甘草10 g,金钱草15 g,茵陈15 g,蒲公英10 g,桂枝10 g。21剂,每日1剂,每日2次分服,每次200 mL。

二诊：2020年8月22日。

患者自觉右胁肋部胀痛不适较前缓解,时有口苦,食后腹胀,大便时干时稀,眠可,小便调。舌淡红,苔薄白,脉沉细。

处方：柴胡10 g,白芍12 g,法半夏10 g,陈皮10 g,党参15 g,茯苓15 g,白术15 g,金钱草15 g,绵茵陈15 g,蒲公英15 g,鸡内金12 g,甘草5 g。21剂。

三诊：2020年9月5日。

患者自觉右胁肋部胀痛不适明显改善,自觉身困乏力,偶有口苦,时有腹胀,纳可,眠一般,二便调。舌淡红,苔白腻,脉沉细。

处方：2020年8月22日方加藿香12 g、佩兰12 g、葛根10 g。21剂。

1月后复查B超：脂肪肝（轻度）,肝脏瞬时弹性成像CAP值265 db/m。血生化：TG 2.1 mmol/L。患者继续服药2月,胁痛消失。

按：中年男性,有吸烟、饮酒史,右胁肋部胀痛不适,时有口苦,舌暗红,苔白,脉沉细,属肝郁气滞证,选用柴胡疏肝散加减。

患者既往有脂肪肝病史10年，平素饮酒、吸烟，致肝气郁结，阻滞肝脉，表现为右胁胀痛不适，柴胡疏肝散疏肝理气止痛，桂枝具有疏经通脉化气之功，加桂枝以加强疏肝理气之效。肝胆之气郁结，日久化热，胆热上蒸，故见口苦，加金钱草、茵陈、蒲公英以利胆清热止痛。二诊时患者出现食后腹胀，大便时干时稀的表现，此为肝病犯脾，肝脾不调之症，故调整方药为柴芍六君子汤疏肝健脾，并加用鸡内金以健脾消积。三诊时患者脾虚之症改善，故换为柴胡疏肝散继以疏肝理气。又患者出现身困乏力，偶有口苦，舌苔白腻之象，为湿重于热，加藿香、佩兰以化湿和中。葛根与桂枝是同通经活络常用配伍，用葛根加强通经止痛之功。

## 案3

孙某，男，35岁，陕西西安人。

初诊：2020年6月8日。

现病史：患者2周前出现因饮食不适后右上腹疼痛难忍，就诊于附近医院，予抗炎止痛治疗后疼痛消失，2日前因进食油炸蘑菇后复发而就诊。查腹部B超：胆囊结石大小0.8 cm，胆囊壁毛糙，增厚。血常规、肝功能、血淀粉酶无异常发现。对症治疗后，疼痛隐隐不适，可忍受，遂来诊。

既往史：否认高血压、糖尿病等慢性病史。

刻诊：右上腹隐隐疼痛不适，口苦，口干，纳差，眠可，二便尚调。

查体：腹软，无明显压痛，舌红，苔薄，脉弦。

中医诊断：胁痛（肝肾阴虚证）。

西医诊断：慢性胆囊炎，胆囊结石。

治法：滋补肝肾，利胆止痛。

处方：熟地黄 12 g，山药 30 g，山茱萸 12 g，牡丹皮 12 g，茯苓 15 g，泽泻 12 g，白芍 20 g，栀子 10 g，酸枣仁 30 g，当归 12 g，柴胡 10 g，金钱草 15 g，绵茵陈 15 g，蒲公英 15 g。21 剂，每日 1 剂，每日 2 次分服，每次 200 mL。

二诊：2020 年 7 月 15 日。

患者诉服药后右上腹部疼痛缓解，口干口苦减轻，纳眠可，二便调。舌红，苔薄，脉细。

处方：上方加炒麦芽 30 g，去蒲公英、金钱草。14 剂。

三诊：2020 年 8 月 19 日。

诉疼痛消失，余无明显不适。舌红，苔薄，脉沉细。复查腹部 B 超示胆囊结石，0.6 cm，胆囊壁轻度毛糙。

处方：上方加鸡内金、焦山楂。21 剂。

上方调服半年，嘱患者少食荤腥类食物，未再发作。

按：患者因食油腻荤腥类食物诱发慢性胆囊结石急性发作，胆气郁结，不通则痛，郁久化热，损伤肝肾，胁痛隐隐不适，口干、口苦，胆汁淤积引发脾胃运化失司，表现为纳差，结合舌脉不难辨证为肝肾不足证，故选用滋水清肝饮以滋补肝肾，加用金钱草、绵茵陈、蒲公英以清热利胆化湿。二诊时，患者口干、口苦减轻，右胁肋部疼痛不适,舌红,苔薄,脉细。热象已减退,去蒲公英、金钱草,加用炒麦芽以加强健脾消积之功。三诊时,患者症状已缓解,去炒麦芽,加鸡内金、焦山楂健脾化石。

### 案 4

王某,男,46 岁,陕西乾县人。

初诊:2017 年 1 月 6 日。

现病史:7 年前查"乙肝五项"示:HBsAg、HBeAb、HBcAb(+),未予治疗。近来左胁下积块,疼痛,遂来求治。

既往史:有乙肝家族史。

刻诊:阵发性右胁刺痛,夜间尤甚,口干不欲饮,牙龈渗血少许,纳差、乏力。

查体:肝病面容,肝掌可见,有蜘蛛痣,腹壁静脉显露,脾肋下 2 cm,边钝质硬,触痛。肝功能:ALT 103 U/L,AST 78 U/L;"乙肝病毒五项":HBsAg、HBeAb、HBcAb(+);HBV-DNA 定量 $3.1 \times 10^5$ U/mL。B 超:肝硬化,脾大(厚 4.6 cm,长 12.5 cm)。肝脏瞬时弹性成像值测定 10.5 kPa。舌质淡暗边有瘀斑,苔白,脉细涩。

中医诊断:胁痛(肝血瘀阻证)。

西医诊断:乙肝肝硬化,肝功代偿期。

治法:行气养血,活血通络,抗病毒。

处方:桃红四物汤加味。桃仁 10 g,红花 6 g,当归 15 g,赤芍 10 g,川芎 10 g,郁金 10 g,香附 10 g,鸡内金

10 g,丹参 30 g,五味子 15 g,黄芪 30 g,甘草 6 g。21 剂,水煎服,每日 1 剂。

另予恩替卡韦片,每日 1 片,口服。

二诊:2017 年 2 月 1 日。

服上方后,疼痛减轻,牙龈渗血减少,口仍干不欲饮,舌淡暗苔白,脉细涩。

处方:上方加水蛭 6 g、鳖甲(先煎)10 g、党参 20 g。21 剂。

三诊:2017 年 3 月 4 日。

服上方后,疼痛消失,左胁下积块缩小,质变软,牙龈渗血减少,余无他症。舌质淡暗苔薄白,脉细。效不更方。

处方:桃仁 10 g,红花 6 g,当归 10 g,赤芍 10 g,川芎 10 g,郁金 10 g,香附 10 g,鸡内金 10 g,黄芪 30 g,党参 20 g,水蛭 10 g,鳖甲(先煎)10 g,丹参 31 g,甘草 6 g。21 剂。

四诊:2017 年 4 月 9 日。

服上方后,唯有左胁下积块,余无他症。舌淡暗苔薄白,脉细。复查肝功能正常,HBV-DNA<100 U/L,肝脏瞬时弹性成像值测定 7.5 kPa,嘱其定期复查,坚持抗病毒治疗。

按:本例由慢性病毒性乙型肝炎治疗不及时发展而成。久病,肝失调达,肝郁日久,必致脉络瘀阻,形成瘀血内结之证。瘀结日久,肝脾损伤,故临床多表现为本虚标实,虚实夹杂之证。在治疗中宜以扶正祛邪为原则,初治行气养血,活血通络,桃红四物汤加味,加入黄芪等补虚扶正之品,忌一味攻伐而致正气愈虚。恢复期宜扶正祛邪,攻补兼施。另外,乙肝肝硬化治疗时必须根据病情使用抗病毒药物。

## 参考文献

［1］颜永潮.磁石为主治疗慢性胆囊炎胆石症效佳［J］.中国民间疗法,1994(4):31.

［2］侯会平,赵士博,于康平,等.北柴胡不同产地、不同采收期和不同炮制品中6种柴胡皂苷的含量测定［J］.药学学报,2018,53(11):1887-1893.

［3］王庆伟,石磊,张文娟,等.药对川芎—香附主要成分在大鼠体内的药代动力学研究［C］//2015年(第五届)药物毒理学年会论文集,2015:251-252.

［4］高改娅,白艳艳,康艳,等.柴芍六君子汤临床应用研究进展［J］.实用中医药杂志,2020,36(2):267-269.

［5］方朝晖.三月茵陈四月蒿［N］.上海中医药报,2021-04-02(04).

［6］潘维,周卓.金钱草药用价值及研究［J］.中国民族民间医药,2010,19(9):11-12.

(惠友谊)